Ich geh den Weg der Wunder

Annette Müller
mit Cornelia von Schelling

SAN ESPRIT VERLAG

Bildnachweis

Alle in diesem Buch verwendeten Fotos stammen aus dem Privatbesitz von
Annette Müller mit allen Rechten außer: Titelfoto und Portrait von
Annette Müller mit Pfarrer Fliege: Orhidea Briegel, www.orhideal-image.com,
Gruppenbild DO UT DES 2009 auf Seite 95
Christian Fohmann, Gruppenbild DO UT DES 2010 auf Seite 96
alphafoto Günter Schön.

Besuchen Sie uns im Internet unter www.ecole-san-esprit.de und www.do-ut-des.eu

® 2011 SAN ESPRIT Alle Rechte vorbehalten

Umschlaggestaltung: Anja Kathrin Klein www.anjakathrinklein.de
Umschlagfoto: Orhidea Briegel, Fotocoach, www.orhideal-image.com
Herstellung und Satz: Monsenstein und Vannerdat Printed in Germany,
ISBN 978-3-943099-00-3

Verzage nicht!
Das Ei kann Federn kriegen
und aus der engen Schale
empor zum Himmel fliegen.

Friedrich Rückert

INHALTSVERZEICHNIS

Zum Geleit

Geistige Heilwesen sind aus dem heutigen Gesundheitswesen nicht mehr wegzudenken. Selbst die Heilpraktiker und andere Heilberufe haben durchaus ihre Berührungsängste gegenüber Energiearbeit, schamanischen Ritualen und anderen Arten geistigen Heilens verloren. Hierbei handelt es sich nicht nur um ein boomendes Segment des Gesundheitsmarktes, sondern um gelebte Spiritualität, die in den Dienst einer guten Sache gestellt werden soll. Dahinter steht heute oftmals eine fundierte Ausbildung in Energiearbeit, noch häufiger und zusätzlich aber die einschneidende Lebenserfahrung, wieder aus dem Nichts von vorne anfangen zu müssen, welche die Lebensgeschichte und die Arbeit vieler Heilerinnen und Heiler besonders glaubwürdig macht. War die Rechtsprechung seit den 50er Jahren noch von dem Grundsatz ausgegangen, dass es sich bei geistigen Heilweisen stets um Scharlatanerie handeln müsse, es sei denn, der Heiler vermag auf den Einzelfall hin etwas anderes zu beweisen, so hat sich dieses Bild nun grundlegend gewandelt. Durch den berühmt gewordenen Geistheilerbeschluss des Bundesverfassungsgerichtes wurde das Anbieten geistiger Heilweisen als eigenständige Berufsgruppe etabliert. Das Bundesverfassungsgericht war in seinem Beschluss der Auffassung, dass der Klient, welcher geistige Heilweisen suche, eher an spirituellem Beistand und einer Änderung seines Weltbildes interessiert sei und schon von daher den Heiler nicht mit dem Heilpraktiker und anderen Heilberufen gleichsetze. Von daher habe der Klient schon von vornherein nicht die Erwartung, in einem medizinischen oder psychotherapeutischen Sinne behandelt zu werden. Aus diesem Grund müsse auch die Rechtsordnung den Heiler als völlig eigenständige Berufsgruppe innerhalb der Heilberufe betrachten. Diese berühmt gewordene Entscheidung hat in den nun mittlerweile sieben Jahren ihres Bestehens und in der Rezension durch andere Gerichte große Breitenwirkung erfahren und damit wesentlich dazu beigetragen, den Beruf des Heilers zu etablieren, mit allen Folgen wie zum Beispiel den Werbebeschränkungen durch das Heilmittelwerbegesetz (welche auch für den Heiler gelten) und den Fragestellungen einer verpflichtenden Klientenbelehrung für alle Heiler. Und natürlich sind die Vorgaben, wann auch ein Heiler einen Heilpraktikerschein vorweisen muss und die Grenze zum medizinischen oder psychotherapeutischen Behandlung überschritten hat, neu definiert worden.

Vor diesem Hintergrund ist es äußerst zu begrüßen, wenn Bücher – wie das hier vorliegende – großen Erfolg haben. Denn schließlich ist es vielen einzelnen Bausteinen zu verdanken, wenn geistige Heilweisen aus der »Esoterikecke« herausgeholt und zutreffend als das beschrieben werden, was sie wirklich sind – Möglichkeiten für den Klienten, mit seinem persönlichen Heilungsweg umzugehen, diesen zu finden und sich der eigenen Schöpferkraft bewusst zu werden.

Dr. iur. Anette Oberhauser
Rechtsanwältin

Ich hatte doch Grün!

Die Dunkelheit ist eine Morgendämmerung,
die darauf wartet, geboren zu werden.
Khalil Gibran

Es begann mit einem Unfall. Einem Autounfall, der meinen kleinen, gelben Twingo demolierte. Totalschaden. Ich selbst schien unverletzt. Dennoch rief die Polizei einen Krankenwagen, der mich in die nächste Klinik brachte. An diesem unseligen Tag – dem 17. Mai 2004 – war ich besonders vergnügt. Eine Freundin war gerade aus Amerika zu Besuch, wir hatten uns bewusst ein indisches Lokal ausgesucht, um uns an die gemeinsame Zeit in einem indischen Ashram zu erinnern. Einige Jahre zuvor hatte mich meine Begeisterung für fernöstliche Lehren, für Yoga und Meditation dazu bewegt, in der Nähe von Bombay gleich mehrere Monate in einer Art Kloster zu verbringen. Dort waren meine Freundin und ich uns begegnet.

Nachdem wir in dem indischen Lokal sehr gut gegessen hatten, wollte ich ihr an diesem strahlenden Maitag die Schönheiten Münchens zeigen. Eine kurze, aber reizvolle Rundfahrt.

Ich stand als Erste an der Kreuzung Oskar-von-Miller-Ring Richtung Obelisk, die Ampel sprang auf Grün und ich gab Gas.
Dann geschah es.
Von links kommt ein silberner Mercedes angerast, der Fahrer übersieht die rote Ampel, ich trete noch blitzartig auf die Bremse, doch zu spät. Ich erwische die Limousine, die in voller Fahrt war. Ein kurzer, ohrenbetäubender Knall, mein Wagen wird in Fahrtrichtung des Mercedes mitgeschleift. Völlig benommen klettern meine Freundin und ich über die Beifahrertür aus dem verbeulten Auto.

11

Schnell treffen Polizei, Feuerwehr und Krankenwagen ein. Obwohl ich mich unverletzt wähne, besteht der Fahrer des Krankenwagens darauf, mich in die Klinik zu bringen. Nach mehreren Röntgenaufnahmen darf ich das Krankenhaus verlassen. Wie sich erst später herausstellte, hatte der ärztliche Befund leider besonders fatale Folgen für mein weiteres Leben.

Ein Bekannter holte mich ab. Auf einem Bein hüpfend schaffte ich es bis zu seinem Wagen und ließ mich neben ihm auf den Sitz fallen. Man hatte meinen erheblich angeschwollenen Fuß bandagiert und den Daumen, der sich im Lenkrad verfangen hatte, ebenfalls verbunden. Günter, mein Mann, konnte sich meiner nicht annehmen, da er damals bereits schwer krank war. Meine 15-jährige Tochter befand sich im Internat. Ich fühlte mich allein und ich war es auch. Am nächsten Tag bekam ich starke Kopfschmerzen, die ich aber überhaupt nicht mit dem Unfall in Verbindung brachte.

Ich arbeitete damals als Verlagskauffrau und betrieb einen Versandhandel für Bücher und erlesene Geschenkartikel. Außerdem habe ich Miniatur-Malerei gelernt, widmete mich der Kunst und Fotografie; zuvor hatte ich sieben Jahre lang Yoga und Meditation unterrichtet. Schon immer habe ich ein unkonventionelles Leben geführt, wollte seit jeher eigenständig sein und nur unabhängig arbeiten. Günter fühlte und dachte ähnlich wie ich. Beide verreisten wir leidenschaftlich gern, liebten es, die Welt zu erkunden. Wir haben niemals standesamtlich geheiratet, unsere Ehe wurde bei einer zauberhaften Hochzeitszeremonie in Ganeshpuri in Indien geschlossen. 1989 kam unsere Tochter in New York zur Welt. Als sich mein Unfall ereignete, zog ich aber schon lange nicht mehr durch die Welt. Die Krebserkrankung von Günter – ein großer Kummer – setzte den schönen, langen Reisen ein Ende.

Nach meinem Unfall wachte ich immer öfter mit rasenden Kopfschmerzen auf. Ich versuchte, sie mit Homöopathie und Akupunktur in den Griff zu bekommen. Erfolglos. Bis auf wenige Ausnahmen. Jeden Morgen die gleichen unerträglichen Kopfschmerzen, die erst gegen Mittag nachließen. Doch es sollte noch schlimmer kommen. Einige Monate nach dem Zusammenstoß wurde ich eines Nachts von so grausamen Kopfschmerzen geweckt, dass ich das Gefühl hatte, es explodiere jede Sekunde eine Granate in meinem Kopf. Ich richtete mich auf, schnappte nach Luft und übergab mich. Eisige Kälte erfasste sämtliche Glieder, sie begannen zu kribbeln, als würde ein ganzes Ameisenheer über meinen Körper laufen. Der Notarzt wurde gerufen. Er meinte, ich hätte Migräne, ich selbst glaubte an eine schwere Magen-Darminfektion. Nach einer intravenösen Spritze fühlte ich mich etwas besser und dachte, nun sei der Spuk endlich vorbei.

Acht Tage später, mitten in der Nacht, der nächste Anfall. Wieder explodierende Granaten im Kopf, Erbrechen, Schüttelfrost, die Ameisenheere, die sich krabbelnd und stechend über mich hermachten, diesmal gab auch noch der Schließmuskel nach.
Halb bewusstlos vor Schmerz kauerte ich in Embryostellung in meinem Bett. Ich hatte Angst. Da war nicht nur das Pochen und Brennen im Kopf – ich dachte, er müsse jede Sekunde platzen, da waren auch noch die spastisch zuckenden Krämpfe in der Nacken- und Schultermuskulatur, die gespenstische Taubheit in Händen und Füßen. Da war auch das unheimliche Gefühl, mein gesamter Körper sei von einem furchtbaren Gift befallen, das durch sämtliche Adern fließe. Ich konnte nicht einmal stöhnen, denn jeder Laut, den ich von mir gab, verschlimmerte den Schmerz. Hinzu kamen diese überfallartigen Kältewellen – es war, als habe jemand Eiswasser über meinen Rücken, über Arme, Beine und Po gegossen. Ich war wie eingefroren in einem Gletscher. Auf den Kälteschock folgte brennende Hitze. Eine Welle löste die andere ab. Es war die Hölle, die absolute Hölle.

Wieder der Notarzt. Er beugte sich über mich, sah mich prüfend an, als wolle er endlich begreifen, weshalb ich zusammengekauert und in Schweiß gebadet in meinem Bett lag. Mein Puls raste. Die gleiche Spritze, dann langsame Besserung. Als ich wieder denken konnte, wusste ich intuitiv, dass hier etwas Furchtbares passiert war. Aber was? Mir war, als sei ich gefoltert worden. Nicht von einem Feind, mein eigener Körper war zum Folterinstrument geworden. Ich hatte unsagbare Angst. Sterbensangst.

Eigentlich bin ich ein fröhlicher, lebensbejahender Mensch. Der erste ernsthafte Schlag in meinem Leben war Günters Erkrankung. Er kämpfte dagegen an, ich unterstützte ihn, soweit ich konnte, setzte meine Kraft und meine Zuversicht ein, um ihm beizustehen. Erst meine eigenen Attacken ließen mich verzweifeln. Damals wusste ich noch nicht, dass sie mit meinem Unfall zu tun hatten.

Mein einstmals positives Lebensgefühl hatte sich ins Gegenteil gekehrt, es fehlte jede Farbe, jede Freude, nichts stimmte mehr. Und mehr noch: Was mit mir geschah, hatte mich zu einer alten Frau gemacht. Ich verlor immer mehr an Gewicht, und wenn ich mein Gesicht im Spiegel betrachtete, erschrak ich. Eine Greisin von mindestens 96 Jahren blickte mich an. »Du siehst aus wie einer der schrecklichen Orks aus ‚Herr der Ringe'«, meinte meine Tochter und sah mich sehr besorgt an. Doch dies war kein Fantasy-Film, dies war die Wirklichkeit.

Die Erholungsphasen zwischen den Anfällen wurden immer kürzer. Erholungsphasen? Auf mich bezogen, war der Begriff ein Märchen, ein Ammenmärchen. Gewiss, wenn ein Anfall vorbei war und sich mein Körper tagsüber entspannte, versuchte ich, meinen Alltag in den Griff zu bekommen. Was blieb mir anderes übrig als der Versuch, so zu leben, als hätte ich noch ein eigenes Leben als Frau, ein Leben mit meiner Familie, mit Freunden und den üblichen Alltagserledigungen vor mir? Ich bemühte mich jedenfalls, ein normales Leben zu führen, und musste feststellen: Es geht nicht! Die Liste der Störungen, die von mir Besitz ergriffen hatten, war so lang, dass ich sie kaum aufzuzählen vermag: Sprach-, Wortfindungs-, Gleichgewichts-, Konzentrations- und Schreibstörungen. Vielleicht waren es auch noch mehr. Wenn ich schrieb, verdrehte ich in fast jedem Wort die Buchstaben; und in jedem zweiten Wort fehlten oft mehrere Buchstaben. Ob ich mit der Hand schrieb oder am Computer, ich bekam kein einziges Wort fehlerfrei hin. Manchmal ließ ich sogar ganze Wörter aus. Wie sehr ich mich auch konzentrierte – nicht ein korrekter Satz. Ich kam mir vor wie eine Analphabetin.

Schon der Versuch, mich zu konzentrieren, misslang. Ich war meistens fahrig und geistig abwesend, die Welt um mich herum war wie ein unergründliches, schwarzes Loch. Ich wusste von einer Sekunde auf die andere nicht mehr, was ich gerade tun wollte, wo ich meine Sachen hingelegt hatte. Wenn ich versuchte, mich auf etwas Bestimmtes zu konzentrieren, auf einen Handgriff, eine einzelne Aufgabe, lösten sich meine Gedanken einfach auf und verschwammen in einem endlosen Nebelschleier. Alles, was ich tun wollte, musste ich Punkt für Punkt aufschreiben. Auch die kleinste Anforderung war zu viel für mich: kochen, duschen oder anziehen, jedes Mal ein kaum zu bewältigender Kraftakt.

Wir lebten damals in einer hübschen Wohnung in Rosenheim. Ich hatte es nicht weit zum Einkaufen, ich kannte viele Leute in unserem Viertel, doch auf einmal war ich außerstande, Gesichter zu erkennen. Mit einer Art Tunnelblick schlich ich durch die Gegend, und erst wenn mich eine mir vertraute Person ansprach, erkannte ich sie. Aber nun fiel mir prompt der Name nicht ein, denn auch mein Namensgedächtnis hatte mich im Stich gelassen. Bei meinen gewohnten Gängen durch die Straßen kam ich mir vor wie eine Ortsfremde, die immer wieder die Orientierung verliert. Es war grauenhaft. Mein Kopf war wie ein großmaschiges Netz, durch das alles hindurchfiel.

Einmal vergaß ich sogar meine Tochter. Wir waren beim Optiker, auch unseren Hund hatten wir mitgebracht, suchten für Anya eine neue Brille aus. Während sie verschiedene Brillenmodelle begutachtete, lief ich kurz zum Augenarzt gegenüber, um ein Rezept abzuholen. Und dann ging ich schnurstracks nach Hause. Als meine Tochter sehr viel später mit dem Hund auftauchte, war sie fassungslos. »Wieso hast du uns nicht abgeholt? Ich habe gewartet und gewartet! Warum bist du nicht wiedergekommen?« Ich konnte es selbst nicht glauben. Wie konnte ich das Liebste, was ich habe, einfach aus dem Sinn streichen? Zu Hause ankommen und immer noch nichts bemerken? Unfassbar.

Weil die Anfälle nicht aufhören wollten, weil ich Angst hatte, mich abends zum Schlafen ins Bett zu legen aus Furcht, mitten in der Nacht von einer neuen Attacke geweckt zu werden, und dann morgens regelrecht erleichtert war, wenn ich »nur« mit rasenden Kopfschmerzen aufwachte, nahm ich meine Odyssee durch die Schulmedizin wieder auf. Ein weiterer Arzt. Diesmal ein Neurologe, ein Spezialist für Migräne. Nach mehreren Besuchen und gründlichen Untersuchungen klärte er mich darüber auf, dass es sich bei mir nicht um Migräne handle. Er schickte mich zu einem weiteren Spezialisten. Nach einer Untersuchung der Halswirbelsäule und einem Bewegungs-MRT bekam ich die Diagnose: Atlas ausgerenkt, Densfraktur, Rückenmark gequetscht, die Bänder, die den obersten Halswirbel halten, gerissen. Deshalb die Schmerzattacken in der Nacht – im Schlaf entspannten sich die Muskeln und dadurch, dass der Kopf nicht mehr durch die Bänder an seinem Platz gehalten wurde, drückte der Dens auf das Rückenmark. Und der Grund für all diese Schäden? Nach Aussage der Ärzte: der nunmehr ein knappes Jahr zurückliegende Autounfall. Wäre der Aufprall nur ein wenig stärker gewesen, hätte ich vermutlich mit einer Querschnittslähmung ab der Halswirbelsäule rechnen müssen. Und wäre er noch stärker ausgefallen, dann hätte ich auch einen Genickbruch erleiden können.

Als sich der Arzt nach dem MRT-Bild von mir verabschiedete, begleitete er mich bis zur Treppe. »In Zukunft halten Sie sich bitte am Geländer fest und sehen Sie zu, dass Sie eine Wohnung im Erdgeschoss finden.« Dieser Satz traf mich wie ein Donnerschlag. Mein Zustand sollte sich also noch weiter verschlechtern. Ich wagte es nicht, mir vorzustellen, was das bedeutete. Wie sollte ich so weiterleben? Ich war doch jetzt schon nicht mehr in der Lage, mich mit Bekannten oder Freunden zu verabreden, konnte auch nicht mehr arbeiten, denn ich wusste ja nie, wann mich meine Beschwerden wieder einmal aus der Bahn werfen würden. Aber eines wusste ich: Ich war zutiefst traumatisiert. Doch aufgeben wollte ich trotzdem nicht. Ich unterzog mich nun einer intensiven Physiotherapie nach der anderen und nach einiger Zeit verbesserte sich mein körperlicher Zustand tatsächlich, die Schmerzen ließen nach.
Vorübergehend schöpfte ich Hoffnung, doch sie erwies sich leider als Illusion. Die Anfälle hörten nicht auf, die Ärzte schienen mich aufgegeben zu haben. Ich fühlte mich wie ein vom Glück verlassener Fremdling, der seinen Platz in dieser Welt verloren hatte.

Als sei ich vom Unglück verfolgt, kam noch ein weiterer Schlag hinzu: Der Arzt, der mich direkt nach dem Unfall in der Klinik untersucht hatte, befand, ich sei nur teilweise arbeitsunfähig. Ich bemühte mich, von der gegnerischen Unfallversicherung eine Entschädigung zu erhalten, doch jeder Versuch schlug fehl. Ich sah mich mit einem ausgeklügelten System konfrontiert, einer »Vetternwirtschaft« aus Anwälten, Medizinern, Versicherungen, Aktionären und noch anderen mehr. Diese waren einzig und allein auf Gewinnerzielung aus. An meinem Unfall und den daraus resultierenden Folgen haben unzählige Personen und Institutionen verdient. Allein meine private Krankenversicherung erhielt eine »pauschale Entschädigungssumme« für die durch »meine Verletzungen« entstandenen Kosten – ein enormer Gesamtbetrag. So verdiente meine Krankenversicherung an meinem Unfall, während ich nicht nur leer ausging, ich musste auch noch immense Summen für die lebensnotwendige Physiotherapie selbst bezahlen, denn meine Kasse, also genau jene Versicherung, die an mir verdient hatte, weigerte sich, die Kosten dafür zu übernehmen. Sie begründete dies damit, dass die Therapie medizinisch nicht notwendig sei. Aufgrund dieser Umstände hatte ich auch noch mit finanziellen Sorgen zu kämpfen.

Mich wundert nicht, dass sich mein Zustand zusehends verschlechterte. Die nächtlichen Kopfschmerzen hielten bis zwei, drei Uhr mittags an, ich schluckte Tabletten über Tabletten. Es nützte fast nichts. Ich fuhr nicht mehr Auto, ich bewegte mich nur selten aus dem Haus. In dieser Zeit konnte ich zum ersten Mal in meinem Leben Menschen verstehen, die wegen unerträglicher Schmerzen den Freitod wählten.

Dann kam die Wende. Sehr langsam, aber sie kam. Meine Mutter hatte mich schon mehrmals gedrängt, einen Geistheiler aufzusuchen. Ich glaubte nicht an etwas derartig Nebulöses wie Geistiges Heilen, für mich war das Ganze bloß eine nette Modeerscheinung. Alles nur Einbildung, Aberglaube, irgendwie Hokuspokus. Sollte ich womöglich in den Busch nach Brasilien reisen oder in den Himalaya? Außerdem konnte ich mir sowieso nicht vorstellen, dass mir noch irgendjemand helfen würde. Doch meine Mutter machte weiterhin Druck. Sie empfahl mir einen Heiler, den ich unbedingt aufsuchen sollte.

Sterben und Werden

Amazing Grace – how sweet the sound, I was lost but now I'm found.
Gospel

Meine Mutter kann nicht mehr mit ansehen, wie mich die Anfälle zusehends zermürben: Sie betritt morgens meine Wohnung, sieht mich an und weiß sofort – schon wieder ein nächtlicher Anfall. Erbrechen, Durchfall, Ohnmacht. Ich kann gerade mal atmen, die Schmerzen sind so übermächtig, dass es nichts anderes mehr gibt. In diesem Zustand kann ich nicht sprechen, nicht trinken, nicht essen, das Gehen ist fast unmöglich, sogar das Umdrehen im Bett wird zu einer entsetzlichen Anstrengung. Irgendwann lassen die Schmerzen nach, es dauert dann aber noch Tage, bis ich den ersten Bissen herunterbekomme, und nichts, aber auch gar nichts schmeckt mir. Es zählt auch nichts mehr. Ich will niemanden sehen, nicht einmal die engsten Freunde. Alles ist bedeutungslos.

Für meine Mutter, die sich intensiv um mich kümmerte, wurde mein Zustand zur Qual. Da sie sich schon seit geraumer Zeit mit unterschiedlichen Möglichkeiten des Geistigen Heilens beschäftigte, drang sie immer häufiger und mit zunehmendem Nachdruck darauf, dass ich den ihr bekannten Heiler aufsuchte. »Die Schulmedizin kann nichts mehr für dich tun, Annette. Bitte hör doch endlich auf mich!«

Schließlich gab ich mir einen Ruck und begab mich zu dem von meiner Mutter empfohlenen Heiler. Vielleicht handelte es sich doch nur um Wunderglaube und ein bisschen Hokuspokus, wahrscheinlich brachte es gar nichts, bestenfalls half es ein wenig.
An der Wohnungstür begrüßt mich mit einem Lächeln ein schmaler, ganz in Weiß gekleideter Mann. Er erfüllt all die klassischen Vorstellungen eines durchgeistigten, leicht wirklichkeitsfernen Esoterikers.

»Nicht ganz von dieser Welt«, denke ich, »wie soll er mir schon helfen?«

Ich strecke mich auf einer Liege aus, der sanfte Mann wirkt beruhigend, ich schließe die Augen und entspanne mich. Ich weiß noch, dass er beide Hände auflegte, an mehr kann ich mich nicht erinnern. Als ich mich verabschiedete und zur Tür hinausging, fühlte ich mich bereits besser. Mir war, als habe jemand in einem finsteren Raum die Vorhänge einen Spalt geöffnet und durch diesen Schlitz drang ein winziges Licht in mein Leben.

Ich war nicht geheilt, und dennoch hatte ich das Gefühl, ein Bann sei gebrochen – vielleicht nicht ganz, aber doch ein wenig. Er besaß keine allgewaltige Macht mehr über mich. Ich wagte es kaum zu glauben. Zum ersten Mal seit langer Zeit spürte ich einen Anflug von Hoffnung. Ich fühlte mich leichter und ein klein wenig befreit von einer schweren, unheimlichen Last.

Doch die Anfälle kommen wieder. Es ist Nacht, auf dem Tisch neben meinem Bett die üblichen Medikamente und die Telefonnummern der Ärzte, die ich rufen soll, wenn ich eine Spritze brauche. Ich werde von den bekannten Schmerzen geweckt, greife zur Medizin, bin kurz davor, die Telefonnummer des Notdienstes zu wählen, warte aber noch einige Augenblicke und stelle fest: Ich brauche keinen Arzt. Der Anfall ist milder, keineswegs so unerträglich wie die bisherigen Schmerzattacken. Irgendwann schließe ich die Augen und schlafe ein. Die Anfälle blieben zwar nicht aus, aber ihre Heftigkeit ließ nach und das war ein Segen, es war Balsam für meine Seele, Labsal für meinen Körper.

Ich begab mich noch ein zweites Mal zu dem Heiler, ein drittes und viertes Mal.

Ich begann mich auch für weitere Richtungen der geistigen Heilkunst zu interessieren und dachte mir, warum nicht mehrere Heiler aufsuchen? Warum nicht unterschiedliche Methoden kennenlernen und ausprobieren?

Irgendwann war ich fit genug, um zu reisen, fuhr kreuz und quer durch Deutschland, besuchte zahlreiche Heiler, belegte auch Kurse, denn mein Interesse, mein Enthusiasmus nahmen immer mehr zu. Ich machte mich mit zahlreichen Heilmethoden vertraut, manch eine Ausbildung brachte mir viel, andere wenig. Als eher unwirksam erwiesen sich die besonders abgehobenen oder überwiegend auf Theorie basierenden Lehrgänge – es wurde zu viel geredet und theoretisiert.

In mehreren Ländern Europas, insbesondere in Österreich und in der Schweiz, kam ich sowohl mit berühmten als auch mit weitgehend unbekannten Heilern zusammen. Am Ende zählten weder der Bekanntheitsgrad noch die Anzahl der Fernsehauftritte eines Heilers, sondern seine Kraft und seine Menschlichkeit. Gerade sehr engagierte, uneitle und in der Öffentlichkeit weitgehend unbekannte Heiler haben mir besonders viel beigebracht.

Häufig werde ich gefragt, wie ich zum Geistigen Heilen gefunden habe. Gewiss, der Unfall, die unerträglichen Folgen, das oft hilflose Herumdoktern der Ärzte, das Unvermögen der Schulmedizin, mir wirklich zu helfen, und am Ende die segensreichen Erfolge Geistiger Heiler – alle diese Erfahrungen haben dazu geführt, dass ich mich selbst den Geistigen Heilweisen zugewandt habe. Doch das ist nur die eine Seite, die folgerichtige und rational nachvollziehbare Entscheidung nach all meinen negativen Erfahrungen mit der klassischen Schulmedizin. Die andere Seite hat mit einem tiefgreifenden Bewusstseinswandel zu tun. Denn das Geistige Heilen befreite mich nicht nur von meinen körperlichen Leiden, es öffnete mir die Tür in die Welt der spirituellen Energie, in eine ganz andere Dimension.

Hätte mir jemand vor dem Unfall die Frage gestellt, ob ich an die Wirkung geistiger Heilmethoden glaube, ich hätte vermutlich mit den Schultern gezuckt und geantwortet: »Ich habe mich nicht ernsthaft damit befasst, aber ich denke, das ist alles bloß Wunschdenken. Hier bei uns ist so etwas wie Geistiges Heilen sicher nicht möglich.« Ich war zwar überzeugt, dass Auserwählte dazu fähig sind, aber doch nicht »Hinz und Kunz!«

Ich selbst hatte in Indien monatelang unter der Leitung des Meisters Swami Muktananda meditiert und dann in Deutschland selber Yoga und Meditation unterrichtet. Das hatte zwar nichts mit Geistigem Heilen zu tun, aber zugleich kann ich mich gut an ein kleines, scheinbar nebensächliches Erlebnis erinnern: In dem besagten Ashram bekam ich eines Tages einen typisch indischen Infekt – hohes Fieber, Schnupfen, Durchfall, Übelkeit. Wer schon einmal in Indien war, weiß, wovon ich spreche. Entkräftet schleppte ich mich in die Praxis, in der die private Ärztin von Swami Muktananda bisweilen auch Ashrambewohner untersuchte. Sie sah mich an, erfasste sofort meinen misslichen Zustand und sagte, sie wolle sehen, was sie für mich tun könne. Dann nahm sie meine linke Hand in ihre rechte und fühlte meinen Puls. Sie war ganz still und blickte konzentriert auf ihre Uhr. Auf einmal spürte ich, wie mein gesamtes Unwohlsein an genau die Stelle, wo sie meinen Puls berührte, wellenförmig hinströmte, um dann meinen Körper zu verlassen. Es war, als sei an diesem Punkt meines Arms ein Leck aus dem die Krankheit herausfliessen konnte. Nach 30 Sekunden war ich vollkommen gesund – kein Fieber mehr, die Gliederschmerzen verschwunden, die Übelkeit weggeblasen, der Darm beruhigte sich und hörte ganz auf zu rumoren. Sprachlos starrte ich die Ärztin an, worauf sie mich nur anlächelte und mich mit einem wissenden und doch bescheidenen Augenzwinkern verabschiedete.

Eine solche Heilwirkung sollte auch irgendein Heiler bei uns in Deutschland erlangen können? Eher nicht. Insofern habe ich nach meinem Unfall den von meiner Mutter empfohlenen Heiler nur widerwillig aufgesucht. Weil sie so starken Druck auf mich ausübte, aber auch, weil meine Schmerzen unerträglich waren und sich keinerlei Besserung abzeichnete, begab ich mich schließlich doch zu ihm. Und als ich einen ersten Erfolg verspürte, griff ich dann de facto nach einem allerletzten Strohhalm: Wie eine Ertrinkende klammerte ich mich an einen dünnen Faden, an ein Körnchen Hoffnung. Ich glaubte zwar nicht wirklich an eine Besserung, doch zu meiner Verwunderung knickte der Strohhalm nicht um. Im Gegenteil – er entpuppte sich als rettender Baumstamm. An diesem Stützbalken konnte ich mich endlich aus den stürmischen Gewässern meines zusammenbrechenden Lebens ziehen. Dieser Baumstamm rettete mich buchstäblich vor dem Untergang. Bald verwandelte er sich sogar in ein stabiles, Halt gebendes Floß, das mir, gegen alle Erwartungen, ein neues, verlässliches Gefühl der Sicherheit schenkte. Aus dem Floß wurde mit der Zeit ein massiver Steg, von dem ich voller Zuversicht an Land gehen konnte. Als ich dann endlich wieder festen Boden unter den Füßen hatte, erkannte ich, dass der kleine, dünne Strohhalm zu meiner persönlichen Erde geworden war. Seither berühre ich mit jedem meiner Schritte die Offenbarung der Gnade Gottes. Wenn ich sehe, was das Geistige Heilen bewirkt – es kann nur Gottes Gnade sein, die sich hier manifestiert.

Ich erstarkte immer mehr und freute mich sehr über meine fortschreitende Genesung. Doch in dem Jahr, in dem ich mit der Ausbildung zur Heilerin begann, starb Günter. Tiefe, unbeschreibliche Traurigkeit. Die intensive Beschäftigung mit dem geistigen Heilwesen half mir, die Trauer anzunehmen, doch den stärksten, den umfassendsten Trost bekamen Anya und ich durch ein Ereignis, das für uns einem Wunder gleichkam. Um dieses Ereignis und seine intensive Wirkung auf uns zu beschreiben, muss ich zunächst in das Jahr 1996 zurückgehen. Anya war damals gerade sieben Jahre alt und wir besuchten gemeinsam eine bemerkenswerte Auktion in New York. Dort hatte ich bereits Jahre zuvor Seminare von Swami Chidvilasananda, der Nachfolgerin von Swami Muktananda, besucht und tiefgreifende bewusstseinserweiternde Erfahrungen durchlebt.

Hier fand nun die Auktion statt, in der kleine, aber auch größere, sehr teure Geschenke versteigert wurden. Die Erlöse sollten einer Bibliothek zukommen, die alte indische Schriften aufspürt, sie bewahrt und konserviert.

Eigentlich wollte ich mich gar nicht an der Versteigerung beteiligen, doch meine Tochter hatte sich in eine aus Marzipan modellierte Statue des Elefantengottes Ganesha verliebt und bekniete mich, doch bitte, bitte mitzusteigern. Gemäß der hinduistischen Legende steht Ganesha – eine Figur mit menschlichem Körper und einem Elefantenkopf – für höchste Weisheit und gewährt den Menschen Segen und Schutz.
Diese ca. 50 cm hohe, handgefertigte Statue war ein preisgekröntes Kunstwerk, ein Glanzstück der Auktion und einer der Hauptattraktionen.
»Ich soll mitsteigern? Das ist doch vollkommen aussichtslos«, sagte ich zu Anya, »wie stellst du dir das vor? Wir können uns das überhaupt nicht leisten. Hier sind so viele reiche, berühmte Leute, Angelina Jolie,

Meg Ryan, die Talkshow Moderatorin Oprah Winfrey, Betty Buckley – diese Leute können es sich erlauben mal einfach so 100tausend Dollar für Marzipan auszugeben; nicht mal im Traum können wir daran denken, diesen Ganesha zu bekommen!«

Doch Anya blieb hartnäckig.»Probier's doch wenigstens!«
»Also gut«, gab ich schließlich nach,»weil du es bist. Aber ich wiederhole noch mal – wir haben überhaupt keine Chance!«
Anya ließ sich trotzdem nicht beirren:»Setz doch endlich was! Irgendwas. Was könntest du denn maximal für Ganesha bezahlen?«

Ich dachte ernsthaft darüber nach. Und um nicht bloß eine fiktive Zahl dahinzusagen, antwortete ich:»Das allerallerallerhöchste der Gefühle wären 350 Dollar«. Und noch mal betonte ich:»Mach dir keine Hoffnungen, nicht dass du am Ende schrecklich enttäuscht bist!«

Zwei Tage vor der Auktion konnte Anya kaum noch schlafen vor lauter Aufregung. Dieser Ganesha hatte es meiner kleinen Tochter wirklich angetan, sie betete zum Himmel, dass das Mirakel geschehen möge und wir ihn vielleicht doch bekommen würden.

Bevor es losging, setzten wir uns nebeneinander in den voll besetzten Auktionsraum. Der Auktionator begann mit der Versteigerung, brachte wunderschöne Rudraksha Perlenketten, jede Menge wertvolle Statuen und sündhaft teure Kaschmirschals unter den Hammer. Zum Ersten, zum Zweiten, zum Dritten – go! Dann kam endlich der Gegenstand Nummer 84 dran, unser Ganesha. Ich hielt die Luft an, meine Tochter starrte angespannt nach vorne, krallte sich mit beiden Händchen an der Stuhlkante fest. Der Auktionator machte eine Pause, musterte seine Unterlagen, blickte kurz auf und verkündete:»Item number 84 is deleted, next item ...«. Die Nummer 84 war entfernt worden, sie nahm an der Auktion nicht mehr teil. Dann wurde weiter versteigert.

Anya saß da wie gelähmt, griff nach meiner Hand und drehte sich zu mir um, mit weit aufgerissenen Augen. Ich selbst war voller Vorah-

nung und bekam Gänsehaut, fasste mich dann und sagte: »Anya, geh schnell hin und frag, was passiert ist.«
Tapfer lief sie vor und redete mit der Frau, die die Auktion leitete.
»It melted!« rief mir mein Töchterchen atemlos zu. Man hatte ihr gesagt, Ganesha sei in einem Glasbehälter aufbewahrt worden, und in der Wärme dieses Behältnisses sei der Elefant aus Marzipan geschmolzen. In diesem Zustand könne er unmöglich versteigert werden.

»Pass auf«, sagte ich, »wir kaufen den geschmolzenen! Egal, wie er aussieht, wir nehmen ihn.«
Wieder lief Anya vor, teilte der Frau mit, dass wir den geschmolzenen Ganesha trotzdem kaufen wollten.
»Na ja, wenn das so ist«, meinte die Frau, »dann schaut ihn euch doch mal an.«

Daraufhin wurden wir in eine Küche geführt, in der ein großer Kühlschrank stand. Die Frau öffnete ihn für uns und bat meine Tochter, näher zu treten. Begierig beugte sich Anya vor und erschrak – ein trauriger Anblick: Ganesha ließ alles hängen, den Rüssel, den Kopf, die Ohren, und außerdem hatte der Marzipanschirm, unter dem er platziert war, den gesamten Körper des armen Elefanten eingewickelt. Nicht die Wärme des Behälters war schuld an diesem Malheur, vielmehr hatte die feuchte Kälte des Kühlschranks das Marzipan zersetzt.
»Wir nehmen ihn, so wie er ist«, sagte ich mit fester Stimme, denn ich war mir sicher, dass ich Ganesha wieder in Form bringen würde, wenn ich ihn mit einem Föhn gründlich trocknete.
Die Frau reagierte zwar leicht erstaunt, wollte nun aber Rücksprache halten, was der Ganesha denn kosten würde. Zwei Stunden später nannte sie uns dann den Preis: 350 Dollar.

Wieder bekam ich Gänsehaut. Wieso stimmte der Preis exakt mit der Summe überein, die ich bereit war zu zahlen? Hatte jemand vielleicht mein Gespräch mit Anya mitgehört? Eigentlich unmöglich, denn über den Preis hatten wir in einem Zimmer gesprochen, in dem wir vollkommen allein waren. Ich war vor Verwunderung sprachlos, fasste mich dann aber und erklärte mich bereit, den Elefanten zu erwerben. In dem Moment war ich der felsenfesten Überzeugung, eine übernatürliche Kraft habe diesen Ganesha für uns schmelzen lassen, damit wir ihn kaufen und zu uns nehmen könnten. Einer der Kaschmirschals war für 80 000 Dollar ersteigert worden und der unversehrte Ganesha wäre bestimmt für mehr als das weggegangen, schließlich war dieses kleine Kunstwerk eines der Highlights der Auktion.

Da Anya und ich bereits zwei Tage nach der Auktion zurück nach Deutschland fliegen würden, nahm ich Ganesha umgehend an mich, trug ihn wie ein rohes Ei behutsam in unser Zimmer und brachte ihn in Sicherheit. Wir versuchten, den kleinen Gott mit einem Föhn trocken zu bekommen, bearbeiteten ihn von allen Seiten, wechselten uns ab, föhnten und föhnten – vergeblich. Ganesha ließ weiterhin seine feuchten Elefantenohren hängen, er musste zurückbleiben. Wir überließen ihn der Obhut einer Bekannten und machten uns auf den Weg. Da ich mir ganz sicher war, in nächster Zeit wieder in New York zu sein, flogen Anya und ich beruhigt nach Hause. Ganz bald würden wir unseren Ganesha abholen.

Leider erwies sich dieser schöne Plan als vollkommen utopisch. Günter war zu krank, als dass ich auch nur daran hätte denken können, nach New York zu fliegen. Außerdem kamen auch noch mein Unfall und seine erschreckenden Folgen dazwischen. Also blieb der Ganesha weit weg in Amerika, für Anya und mich ein seltsamer, unbegreiflicher Zustand: Wir hatten ihn auf so außergewöhnlichem Wege bekommen, dass ich der felsenfesten Überzeugung war, dass genau dieser kleine Elefant bei uns sein sollte. Und nun gehörte er uns zwar – und gehörte uns doch nicht. Wir konnten ihn einfach nicht in Besitz nehmen.

Als dann das Wunder geschah, war Ganesha fast schon aus unseren Gedanken verschwunden.
Günters Krankheit nahm mich ganz und gar in Anspruch, sein Befinden hatte sich so verschlechtert, dass er in die Klinik musste. Anya und ich besuchten ihn, sahen erschüttert mit an, wie er zunehmend

schwächer wurde. Er schien sich vom Leben zu verabschieden und bereitete uns darauf vor. Daher wussten wir, dass er sich eine See-bestattung wünschte. Er war ein leidenschaftlicher Segler gewesen, hatte fast bis zum Schluss noch seine geliebten Segeltouren machen können. Und weil er das Meer, die Sonne, den Wind und die Wolken liebte, wollte er, dass wir seine Asche dem Meer übergaben.

Genau an dem Morgen, an dem Günter starb, und fast um die gleiche Uhrzeit, also etwa um elf Uhr, erhielt Anya überraschend eine E-Mail aus Amerika mit etwa folgendem Wortlaut: »Die Zeit von Ganesha ist abgelaufen. Er sieht nicht mehr gut aus. Er ist vollkommen verstaubt. Es ist Zeit, sich von Ganesha zu verabschieden. Ich hätte gerne deine Erlaubnis, Ganesha gehen zu lassen.« Am Ende kam noch ein Satz, der uns den Atem verschlug: »Ich habe mit dem Brahmanen Priester besprochen, welche Art Beerdigung für Lord Ganesha angebracht ist. Er sagte, dieser kleine Gott, dessen Element das Wasser ist, müsse auf jeden Fall in einer feierlichen Zeremonie dem Ozean übergeben werden.«

Wir konnten es nicht fassen. Jahrelang hören wir gar nichts von un-serem Ganesha, er ist nicht viel mehr als ein Andenken, als das Er-innerungsbild einer kleinen, zusammengesackten Götterfigur. Und nun, exakt an dem Todestag von Günter, der sich eine Seebestattung gewünscht hat, erreicht Anya diese Nachricht: Ganesha muss gehen und er soll dem Ozean übergeben werden.
Das Zusammentreffen der beiden Begebenheiten ist für Anya und mich wie ein Himmelszeichen. Sollte dies nur ein Zufall sein, dann war es einer der glücklichsten Zufälle, die man erleben konnte. Denn die verzweifelte, bittere Trauer löste sich auf. Die verblüffende Ko-härenz des Ganzen erfüllte uns beide mit Trost. Wir hatten das Gefühl von Führung und Bestimmung. Das Entsetzen, all die Schrecken der letzten Tage und Wochen verflüchtigten sich. Günters Tod hatte durch diesen kleinen, Spiritualität und grenzenlose Weisheit symbolisieren-den Ganesha eine neue Liebesqualität erreicht. Anya, die Prinzessin ihres Vaters, fühlte sich neu belebt und getröstet. Dieses heilsame Ge-fühl trägt bis heute.

Außergewöhnlich ist der Zeitpunkt des Todestags aber noch aus einem ganz anderen Grund. Es war Vollmond, und zwar jener Vollmond, der im Hinduismus Gurupurnima genannt wird und mit einer großen Feier zelebriert wird. Dieser Mond gilt als besonders heilig. Er steht für die Vollkommenheit, »Purnima«, und ist den Lehrern gewidmet, die den Menschen das Bewusstsein für das Göttliche eröffnen. Gemäß der indischen Lehre ist die Hinwendung des Bewusstseins zum Göttlichen das allerhöchste Gut: »Die Vollkommenheit kann nur Vollkommenheit hervorbringen und wenn ein Stückchen Vollkommenheit daraus entfernt wird, bleibt dennoch Vollkommenheit zurück«, so heist es in den indischen Schriften.

Anya wurde auch an einem solchen Vollkommenheits-Vollmond-Tag, am 18. Juli 1989, geboren. Als nun Günter ins Krankenhaus kam, wusste ich intuitiv, dass er eine Woche später an diesem besagten Vollmond sterben würde. Denn wenn seine Zeit tatsächlich zu Ende sein sollte, so wäre dies der vollkommene, und daher vorherbestimmte Zeitpunkt, um zu gehen. Mit bangem Herzen und doch gefasst, bereitete ich mich innerlich auf diesen Tag vor.

Günter hatte nie viel von meinen Eingebungen gehalten. Im Gegenteil. »Ach was!«, schnaufte er immer, wenn ich Dinge verkündete, die er für Hirngespinste hielt, für reine Fantasiegebilde. Während der Tage in der Klinik, kurz vor seinem Tod, saß ich an seinem Bettrand, sah ihn an und dachte an sein typisches »Ach was!«. Ich erinnerte mich an eine gemeinsame Bootsfahrt in Indien. An Deck waren gigantische Bananenstauden geladen. Ich bat Günter, der fast immer nur barfuß barfusslief, sich Schuhe anzuziehen, denn in solchen Stauden befinden sich Vogelspinnen und Skorpione. »Ach was!«, rief Günter und machte eine wegwerfende Handbewegung. Dann setzten wir uns gemütlich mit übergeschlagenen Beinen auf den Bug des Bootes, blinzelten in die Sonne – und was sah ich plötzlich unter Günters nacktem Fuß kleben? Einen toten Skorpion. Zum Glück hatte Günter ihn einfach platt gemacht und das Gift war bloß über seinen Fuß gelaufen, ohne dass der Skorpion hatte zustechen können.

Wie gerne hätte ich im Krankenzimmer noch einmal sein »Ach was!« zu hören bekommen! Es kam keines mehr. Mein Vorgefühl hatte mich nicht getäuscht und er starb am darauffolgenden Vollmond.

Einige Monate vor seinem Tod hatte ich begonnen, mich der Geistigen Heilung zu widmen. Günter hielt das für abgehoben, das Ganze sei nichts als Einbildung. Krebs mit Handauflegen heilen? Sein Kommentar blieb jetzt nicht bei dem »Ach was!«, er drückte sich drastischer aus. Soweit ich mich erinnern kann, muss er »So ein kompletter Schmarrn« oder etwas Ähnliches gesagt haben.

Ich kann seine Haltung gut nachvollziehen, doch ich ließ mich durch nichts abhalten und ging weiter auf meinem Weg des Geistigen Heilens. Ich lernte immer mehr und wandte es an.

Mit der Zeit entwickelte ich aus all dem, was ich gelernt, erfahren und geübt hatte, eine eigene Heilmethode, die ich dann sehr bald praktizierte. Es war mir wichtig, das erworbene Wissen in der Praxis möglichst schnell umzusetzen, denn ich wollte Ergebnisse sehen, reale und sichtbare Erfolge erzielen. Darum geht es doch: nicht um das Dozieren über hochtrabende Theorien, sondern um greifbare Resultate. Wie ich diese Resultate denn erreiche, werde ich oft gefragt: »Welche Methoden benutzen Sie? Was tun Sie? Worin besteht Ihre Heilweise?« Diese Fragen kann ich nur indirekt beantworten: Ich heile mit einer Kraft, die nicht von mir kommt. Ich nehme sie in meine Hände, um sie dann zu meiner eigenen zu machen. Es ist etwa so, als würde ich einen Gegenstand in die Hand nehmen und bewegen – er gehört mir nicht, aber es ist meine Kraft, die den Gegenstand bewegt. Anders ausgedrückt: Wenn ein Klient sich zu mir begibt und ich dann meine Hand auflege, lasse ich die Heilkraft fließen. Diese ist dann zwar in mir, aber sie gehört mir nicht, es ist keine persönliche Kraft, sondern eine, die wie aus einer anderen Sphäre zu mir kommt. Sie wirkt dann in der Kombination mit meiner eigenen, von mir angewendeten Kraft. Ich habe diesem Phänomen intensiv nachgespürt – was passiert hier? Was läuft zwischen mir und dem Heilung suchenden Menschen überhaupt ab? Es ist tatsächlich so, als wirke der Heilige Geist, denn was geschieht, ist so unfassbar kraftvoll und liebevoll und segensreich und positiv, dass es aus einer überirdischen Welt kommen muss. Die Heilkraft ist machtvoll und trotzdem sanft und ätherisch. All dies ist nicht wirklich fassbar. Irgendwann hat sich für mich herauskristallisiert, dass es Gnade sein muss: Amazing Grace. Deshalb nenne ich meine und unsere Art zu heilen amazinGRACE. Durch diese Gnade vollziehen sich wunderbare Dinge, die mit dem Verstand nicht zu begreifen sind, daher der Begriff amazing, also erstaunlich. Der Text des Gospels Amazing Grace beschreibt, was ich meine. In der ersten Strophe heißt es:

Amazing Grace!
How sweet the sound
that saved a wretch like me!
I once was lost, but
now I'm found,
was blind, but now I see.

Übersetzt bedeutet es:

Unglaubliche Gnade,
welch süßer Klang,
der einen armen Sünder
wie mich errettete!
Ich war einst verloren, aber
nun bin ich gefunden,
war blind, aber nun sehe ich.

Für mich ist ein »wretch« allerdings kein »armer Sünder« im religiösen Sinne, sondern ein krankes, unglückliches Wesen. »To feel wretched« bedeutet ja, sich schlecht, elend und auch krank zu fühlen – und solchen Menschen wollen wir mit unserer Heilkraft helfen. Mit »wir« meine ich mich und all diejenigen, die bei mir ausgebildet wurden und jetzt befähigte Heiler geworden sind.

Schon damals, als Swami Muktananda noch lebte und ich mich eingehend mit Yoga und Meditation befasste, erhielt ich von ihm die Erlaubnis und den Auftrag, andere zu initiieren und Meditation zu lehren.

Doch erst jetzt, seit ich das Geistige Heilen unterrichte, findet dieser Auftrag seine Erfüllung. Er befähigt mich dazu, anderen Menschen die Kraft des Geistigen Heilens, die auch in mir erweckt wurde, durch Initiation zu übertragen.

Die ersten Probanden waren meine Tochter und meine Mutter, der ich ja verdanke, dass ich diesen Weg eingeschlagen habe und die natürlich überglücklich erlebte, wie sehr ich mich körperlich und seelisch erholt hatte. Nun war es mein Herzenswunsch, auf Anya und meine Mutter mithilfe einer Initiation die Kraft der Gnade zu übertragen. Sie hatten beide bereits Vorkenntnisse im Bereich des Geistigen Heilens, jetzt sollte die Initiation folgen, mit einer besonders feierlichen Zeremonie. Ich wählte also einen behaglichen Raum, zog die Vorhänge zu, legte schöne, meditative Musik auf und zündete Kerzen an. Meine Mutter saß vor mir. Ich weihte sie in die Kraft der Gnade ein, die durch mich fließt. Es ist geradezu ergreifend, was diese Initiation bewirkt: In dieser Zeit empfangen die Menschen heilige Kräfte und damit die Fähigkeit, geistig zu heilen. Ohne diese Initiation – wir haben es überprüft – gelingt das Heilen nicht in dieser sensationellen Weise. Also erfolgt bei jedem Lehrgang, zusätzlich zur theoretischen Ausbildung und Technik, eine Initiation.

Die Gesamtausbildung dauert zwei Jahre. Anya hat mehrere Module absolviert und mitgewirkt, aber sie möchte ihre Fähigkeiten nicht vermehrt anwenden, um nicht bei ihren Schulkameraden als Spinnerin dazustehen. Außßserdem möchte sie nicht, dass ihre Mutter »ihr Boss« ist. Das ist vollkommen in Ordnung, ich kann sie gut verstehen. Meine Mutter hingegen ist eine sehr erfolgreiche Heilerin geworden. Als sie einmal bei einem Kuraufenthalt einen Patienten von seinen Rückenschmerzen befreite, standen die Menschen anschließend Schlange, um sich von ihr die Hände auflegen zu lassen.

Oft denke ich an unsere Anfänge zurück, zugleich an meinen schweren Unfall, von dessen Folgen ich weitgehend geheilt bin, obwohl mir noch immer kleine Schreibstörungen und gelegentliche Kopfschmerzen bleiben, die allerdings erträglich sind.

Ich habe hohen Respekt vor Kummer und vor Krankheit entwickelt – ich weiß, was es heißt, zu leiden und mit kaum zu ertragenden Schmerzen leben zu müssen. Zugleich denke ich aber auch an die persönliche Veränderung, die der Unfall bewirkt hat: Ich habe, in Verbindung mit meinem neuen Weg, zu meiner Kraft gefunden. Dadurch bin ich zu einem Freigeist, zu einem unbefangenen, selbstbestimmten Menschen geworden.

Gerne und häufig erinnere ich mich an die Zeit, als ich unsere Villa, das heutige Zentrum San Esprit entdeckte, wir unseren Einzug planten und durchführten – eine turbulente, aufregende Zeit!

Wo in aller Welt ist Frabertsham?

Sobald du dir vertraust, weißt du zu leben.
Johann Wolfgang von Goethe

Ich hätte nicht einmal im Traum daran gedacht, eine Heilerklinik zu gründen. Mir wurde nur immer deutlicher bewusst, dass ich in unserer Wohnung in Rosenheim nicht mehr bleiben wollte und auch neue Geschäftsräume brauchte. Nach Günters Tod hielt uns, Anya und mich, nichts mehr in Rosenheim und ich versprach meiner Tochter, mich nach einem Haus mit einem Garten umzusehen, denn das war ihr sehnlichster Wunsch: ein Haus mitten in der Natur. Ich nahm mir also jede Woche die Immobilienseite der Zeitung vor, studierte die Mietangebote, recherchierte auch im Internet, doch nichts überzeugte mich. Eines Tages fiel mein Blick eher zufällig auf eine Anzeige, die sofort mein Interesse weckte: Anwesen zum Wirken und Wohnen, 8000 qm Park mit altem Baumbestand nördlich vom Chiemsee.

Ich wählte die angegebene Nummer und fragte, wo denn genau das besagte Anwesen liege. »Bei Frobertshom. Hams des scho moi g'hört?«
Nein, der Ort war mir vollkommen unbekannt. Ich bat den Makler, mir die Adresse des Anwesens zu geben, ich wolle es mir gerne ansehen. In seinem kräftigen Bayrisch beschrieb er mir den Weg, worauf ich am nächsten Tag in mein Auto stieg und losfuhr – schon ein bisschen neugierig, aber keineswegs begierig oder sonderlich erwartungsvoll. Die Strecke nahm kein Ende, ich ließ Wasserburg hinter mir, doch noch immer kein Ortsschild Frabertsham.
Endlich. Als ich vor dem Anwesen stand, bekam ich eine Gänsehaut. Ich weiß noch, wie ich tief einatmete, die Augen zukniff, um dann den Blick noch einmal staunend schweifen zu lassen: ein großes, leicht patiniertes, gelb angestrichenes Herrenhaus mit einem vorgebauten

Wintergarten, dahinter eine leicht abschüssige Wiese, übersät mit gelben und blauen Blumen im satt grünen Gras. Eine kleine Oase unverfälschter Natur. Mir gefiel auch sehr die klare Architektur der Villa, prächtig und repräsentativ, stark und beschützend. Mir wurde ganz weit ums Herz, ich hatte sofort ein Gefühl von Heimat. Ich umrundete das Haus, lief über die Wiese und atmete die Mischung aus frischer Brise und Blumenduft ein. Ich verliebte mich in die wahrscheinlich 400 Jahre alte Buche, in die riesige, zehn Meter hohe Thuja, in die dahinterstehende, 15 Meter hohe Magnolie, den romantischen Freisitz mit offenem Kamin, den freien Blick über weite Felder bis hin zu den Bergen. Ich sah mich schon hier einziehen. Dann verwarf ich den Gedanken aber gleich wieder – keine Chance, zu viele Bewerber, zu viele zahlungskräftige Interessenten, die begierig waren, das Herrenhaus zu kaufen. Warum sollte die Wahl auf mich, eine alleinerziehende Mutter ohne Vermögen fallen?

Als ich meiner Mutter das Anwesen zeigte, reagierte sie vollkommen anders, als ich mir erhofft hatte. Wir streiften herum, stapften durch die angrenzenden Maisfelder, ich schwärmte von den Möglichkeiten, die mir dieses schöne, großzügige Haus auf dem herrlichen Gelände bieten würde, ich fühlte mich inspiriert und ließ meiner Fantasie freien Lauf, obwohl ich mir doch sicher war, dass ich vergeblich träumte. Plötzlich blieb meine Mutter stehen. Sie sah mich an und fragte: »Kind, warum willst du dir das denn antun?«. Damit war meine Freude dahin. Sie traute mir also nicht zu, das Ganze stemmen zu können. Sie schien mich zu warnen, mir bloß nicht zu viel aufzubürden. Ich fühlte mich geschwächt und entmutigt. Dann kochte ich vor Wut und Enttäuschung. Schweigend fuhren wir heim und ich dachte mir nur: »Mütter!«

Aus mir unerfindlichen Gründen entschied sich die Besitzerin des Anwesens für mich. Sie hätte es lieber verkauft als es zu vermieten, und trotzdem bekam ich es. Ein Glücksfall! Als die Entscheidung gefallen war, hatte ich das Gefühl, genau das Richtige getan zu haben, egal was meine Mutter darüber dachte. Auch Anyas Freudensprünge erwärmten mein Herz und bauten mich auf.

Meine Anfälle und die Kopfschmerzen waren noch nicht überstanden, aber doch viel weniger schlimm, sodass ich die anstehende Veränderung voller Kraft und mit großem Enthusiasmus angehen konnte. Ich kam mir vor wie jemand, der nach einem mühevollen und gefährlichen Abenteuer nach Hause gekommen ist: ein lange vom Unglück verfolgter Reisender, zurückgekehrt, um endlich seinen Platz in der Welt wieder einzunehmen.

Auch eine meiner damals engsten Freundinnen hatte meine Entscheidung maßgeblich beeinflusst. Sie bot mir an, mich zusammen mit ihrem neuen Lebenspartner zu unterstützen. Ich ahnte zu der Zeit noch nicht, dass gerade diese zwei mich auf unfassbare Weise betrügen würden, und war selig über ihr Angebot. Sie sahen sich das Anwesen mit mir an, reagierten begeistert und versprachen, mich finanziell zu unterstützen. Die Miete überstieg meine bisherigen Kosten für die Rosenheimer Wohnung inklusive der Geschäftsräume zwar nur geringfügig, aber mir war klar, dass ich in dem Haus große Veränderungen vornehmen musste, und das erschreckte mich ein wenig. Doch meine vermeintlichen Freunde zerstreuten jegliche Zweifel – ich könne ihnen ja dort Büroräume untervermieten, ich müsse mir wirklich keine finanziellen Sorgen machen! Und so verwarf ich die leisen Zweifel, die sich zeitweilig in meine Gedanken schlichen.

Da die Villa komplett neu gestrichen werden musste, zogen wir innerhalb des Hauses so lange von einem Teil in den nächsten, bis alle Räume bezugsfertig waren. Wir fühlten uns ein bisschen wie Nomaden, die sich dort niederlassen, wo es gerade für sie richtig ist, bevor sie dann mit Sack und Pack wieder weiterwandern.

Die Renovierung dauerte Wochen und Monate und sie ist heute noch immer nicht abgeschlossen. Wir einigten uns, auch die hässlichen Holzverkleidungen in einigen Zimmern und in den Gängen zu entfernen, wobei wir feststellen mussten, dass die Kabel darauf frei herumlagen und nun unter Putz gelegt werden mussten. Auf die verbleibenden Holzplanken schraubten wir dann einfach Rigipsplatten. Wir wollten eine helle Atmosphäre, überall sollte es frisch und blitzblank aussehen. Dann legten wir einen Teppichboden in den oberen, immerhin 40 Meter langen Gang, denn gemütlich sollte es auch werden. Zuvor hatte das Haus etwas von einem leicht zerfallenen, unpersönlichen Schulgebäude, jetzt erwachte das schöne alte Anwesen zu neuem Leben. Wir freuten uns zu sehen, wie sich diese brach liegende Idylle mit einfachen Mitteln in einen hellen, freundlichen Ort verwandelte.

Ich war glücklich und brauchte leider lange – zu lange! um zu merken, dass ich betrogen wurde. Als wir eingezogen waren, hätte die Stimmung nicht fröhlicher sein können. Doch bald begann sich eine höchst bedrohliche Lage zusammenzubrauen.

Als Erstes weigerten sich die zwei, ihre Miete zu zahlen, sie hätten schließlich hart mitgearbeitet beim Umzug, würden ständig zupacken, die Arbeit am Computer ausführen, mir im Verlag helfen, indem sie Telefonate entgegennehmen und die Grafik gestalteten. Doch sie gingen noch weiter, stellten immer neue Ansprüche an mich, veranstalteten Saufgelage und rauchten wie die Schlote, sodass Zigarettengestank das gesamte Haus erfüllte, obwohl sie zuvor genau das Gegenteil weisgemacht hatten: Wir trinken keinen Alkohol mehr und wir sind Nichtraucher geworden.

Eines Tages erreichte mich dann ein Brief, der mir die Augen ganz und gar öffnen sollte. Es stellte sich heraus, dass sie, gemeinsam mit einem früheren Geschäftspartner meines Mannes, seit geraumer Zeit hinter meinem Rücken Waren über meine Firma einkauften und sich diese privat nach Hause schicken ließen. Außerdem hatten sie sich meiner Kundenkartei bedient und die Kunden veranlasst, ihnen per Post Bargeld an ein Postfach zu schicken. Das Trio lieferte dann entweder Mangelware, Plagiate oder aber gar nichts. All dies kam durch einen puren Zufall heraus: Ich bekam ein Schreiben in die Hände, in dem sich eine Kundin beschwerte. Als ich dem Vorfall nachging, entdeckte ich, dass noch weitere Beschwerden vorlagen. Nun forschte ich weiter und stellte fest, dass mich diese Personen um mindestens 35.000 Euro geprellt hatten.
Ich war erschüttert. Wie nimmersatte Geier saugten sie mich aus. Hinzu kamen: erneute Anwaltsbesuche, Gerichtsverhandlungen, die

Staatsanwaltschaft, Hausdurchsuchungen beim Trio, dann auch noch die Zusammenarbeit mit der Steuerfahndung und weitere Unannehmlichkeiten. Nichts als Ärger und Kosten. Doch nachdem sie bloßgestellt waren, verließen die beiden »Mieter« zum Glück schnell unser Haus, und ich war die negative Energie endlich los. Nachdem die Staatsanwaltschaft ihre Akten geschlossen hatte, betrachtete auch ich den Fall als beendet.

»Ich habe die Betrüger aus meinem Leben verbannt«, sagte ich mir, »diese Angelegenheit gehört der Vergangenheit an.« Doch mein Glaube an das Gute im Menschen wurde damals stark und nachhaltig erschüttert.

Was mir wirklich half, innerlich zu genesen, waren meine erstaunlichen Heilerfolge in unserem neuen inspirierenden Wirkungsbereich. Eigentlich hatte ich vorgehabt, nach dem Einzug in dieses Haus meine bisherige Firma wieder selbst in die Hand zu nehmen und meinen gewohnten Geschäften wieder nachzugehen. Nun rückte jedoch das Geistige Heilen in den Vordergrund. In mir wuchs die Einsicht, dass das, was geschehen war, gewissermaßen einem Geschenk des Himmels gleichkam. Denn ohne die Bestärkung der vermeintlichen Helfer, ohne ihre Versprechungen hätte ich es nicht gewagt, dieses Anwesen zu mieten. Sie waren also – wie es in Goethes Faust heißt – von jener Kraft, die stets das Böse will und doch das Gute schafft.

Nun schien ein guter Stern über meinem Leben. Auf geheimnisvolle Weise wussten Körper und Seele, welchen Weg ich zu gehen hatte – ohne Zweifel und mit einer Selbstverständlichkeit, die mich überraschte. Ich hatte das Gefühl, freier zu atmen, lehnte mich aus dem Fenster und freute mich an den Vögeln, die unbekümmert in den Wipfeln der Bäume flatterten. Ich war empfänglich wie lange nicht mehr für den Zauber unseres blühenden Parks und für das Glück, hier meiner Heilkunst nachgehen zu können.
Ich wollte meine Fähigkeiten und meine Kenntnisse als Heilerin erweitern, um die Palette meiner Möglichkeiten auszuloten und auch, um die Heiler- und Esoterikszene besser zu überblicken. Ich besuchte

unzählige Kurse in zahlreichen Ländern. Manche waren sehr hilfreich, andere erschienen mir fragwürdig und gaben mir wenig oder gar nichts.

In einigen dieser Kurse waren wir 20 Personen, in anderen zwängte ich mich mit 600 anderen in einen einzigen Raum.
Als besonders bizarr erlebte ich eine Veranstaltung, bei der wir lernen sollten, uns selber zu verjüngen: Das junge Bild unserer selbst sollten wir aus der perfekten, in unserem Körper gespeicherte Matrix herauslösen und in unser System neu integrieren. Diese Verwandlung sollte ausschließlich in unserem Geist stattfinden, ohne jegliche Berührung. Der Mann, der diesen »Lehrgang« leitete, sah schlecht aus – ungepflegt und kränklich. Eigentlich wie ein vom Alkohol zerstörter Trinker. Und dieser Mann wollte uns in die Verjüngung führen?
Ein andermal traf ich in einem Kurs auf eine Frau, die sich als Medium und Vermittlerin von Botschaften aus dem Jenseits bezeichnete. Sie saß vor uns, in einem sehr kurzen Rock, mit gespreizten Beinen und wiederholte unentwegt: »Ihr vergesst immer das A-a-atmen!« Dann atmete sie selber mehrmals tief durch und dozierte anschließend – worüber? Ich weiß es nicht mehr genau, denn ich starrte auf den Zwickel ihrer Unterhose und vergaß tatsächlich zu a-a-atmen. Unvergesslich ist mir der Heiler, der lauthals behauptete: »Ich habe schon mehr Leute geheilt als Jesus!«

Ich schildere diese Erlebnisse nicht, um andere Heilweisen zu diskreditieren – manchen Menschen mögen sie hilfreich erscheinen. Ich gehe auf diese Erfahrungen ein, um vor diesem Hintergrund deutlich zu machen: Ich halte nichts davon, riesige Gruppen in einem dunklen Raum zu versammeln, um den Teilnehmern per Beamer bestimmte Heilmethoden einzuschärfen. Das Geistige Heilen ist für mich aktive Praxis und lebendige Erfahrung. Bei uns im Zentrum San Esprit bezeichnet sich auch keiner der Mitwirkenden als Medium für Botschaften aus dem Jenseits und nie und nimmer würde sich einer von uns mit Jesus messen. Auch wenn ich heile, bleibe ich, wer ich bin: Annette Müller. Das Kennenlernen verschiedenartiger Wunderheiler zeigte mir ganz klar, wo ich selbst als Heilerin stehe und von welchen Vorgehensweisen und Heilmethoden ich mich deutlich distanziere. Doch auch hier bin ich der Meinung, dass jeder, der heilt, recht hat. Selbst wenn ein Weg mich persönlich nicht anspricht – was zählt, ist das gute Heilergebnis.

Ich selbst arbeite immer mit amazinGRACE, die Kraft der Gnade, um die Menschen, die zu uns kommen, zu heilen.

Zu meinen ersten Heilererfolgen gehören zwei eher außergewöhnliche Fälle. Meine Klienten: Eine Katze und ein Hund.

Das kam so: Auf dem Rückweg von einem Seminar besuchte ich meine Freundin Bettina. Wir plauderten ein Weilchen, dann sprach sie mit mir über ihre zwanzigjährige Katze, die in ihrem Körbchen zu unseren Füßen lag.

»Träge ist sie«, sagte Bettina, »seit über einem Jahr schleppt sie sich nur noch zwischen Schlafplatz, Katzenklo und Fressnapf hin und her. Oder sie liegt faul auf ihrem Kissen auf dem Balkon. Früher war sie richtig lebhaft. Aber jetzt ist sie einfach alt und ich glaube, sie macht es nicht mehr lange.«

»Ach, dann versuche ich mich mal an deiner Katze. Mal sehn, was ich bewirke!«, sagte ich, lockte die Katze auf meinen Schoß und legte meine Hand auf. Sie blieb erstaunlich lange bei mir liegen. Als sie genug hatte, tippelte sie davon.

Zwei Tage später rief mich meine Freundin an und sagte: »Stell dir vor, die Katze war weg! Wir mussten sie suchen, jetzt ist sie wieder da. Und weißt du, was? Sie ist putzmunter, streunt herum, springt wieder über den Balkon auf die Brüstung, geht über ihre Leiter aufs Hausdach. Wie in frühen Jahren! Wie findest du das?«

Uns beiden war klar, dass das Handauflegen sie von ihrer Leblosigkeit und ihrer Altersschwäche befreit hatte. Sie ist mit 24 Jahren und nach einem bewegten Lebensabend gestorben.

Ähnlich erstaunlich die Veränderung, die ich bei der Hündin meiner Freundin bewirkte. Die Hündin, ein Collie, war auch schon recht alt, der Rücken hing durch, beim Laufen ließ sie die Hinterpfoten schleifen und man konnte die Krallen über den Boden schrappen hören. Sie bekam die Füße einfach nicht mehr hoch.

Nach dem Handauflegen rappelt sich der Collie hoch, läuft herum und tatsächlich: Er hebt seine Hinterbeine, tritt ganz leise mit dem Fußballen auf. Das ist fast fünf Jahre her – der Hund lebt noch immer und hebt fleißig seine Hinterbeine, kein Schleifen, kein Schrappen.

Ich freute mich sehr über diese und auch über weitere Anfangserfolge, und dennoch überlegte ich mir, wie ich als Heilerin noch an Sicherheit gewinnen könnte. Mir war klar, dass ich die Anwendung brauchte – heilen, heilen und noch mehr heilen. Ich wollte außerdem genügend Vertrauen in meine Fähigkeiten erlangen, um – ohne dass es sich negativ auf mich auswirkte – auch hinnehmen zu können, wenn eine Heilung einmal nicht zustande kam.
Nach reiflicher Überlegung kam ich auf die Idee, mit meinem Freund in seine Heimat nach Ex-Jugoslawien zu fahren. Dort wollte ich meine Heilkräfte praktizieren, indem ich kostenlose Heilsitzungen anbot.

Ich hatte meinen Freund auf eine recht ungewöhnliche Weise kennengelernt: Ich nahm in Montreux an einem Seminar teil, ging zum Einkaufen, wollte dann einen Happen in der Cafeteria des Supermarkts essen, als mich ein junger Mann auf Französisch ansprach: »C'est tout ce que vous mangez?« Also: »Ist das alles, was Sie essen?« Ich musste lachen, er lächelte zurück, und so kamen wir ins Gespräch. Danach haben wir einige Male telefoniert, und als er seine Schwester besuchte, die in München lebte, trafen wir uns. Nach Günters Tod unterstützte er mich sehr, wir kamen uns näher und es entstand eine innige Freundschaft.

Sein Onkel war Heiler in seinem Heimatdorf gewesen. Er war das religiöse Oberhaupt des Ortes, Sadat hatte als kleiner Junge zugesehen, wenn sein Onkel die Hände auflegte und heilte, und für ihn steht es seitdem außer Frage, dass das Geistige Heilen funktioniert. Er ist damit aufgewachsen.

Kurz nachdem die Entscheidung gefallen war, dorthin zu fahren, luden wir die klappbare Liege ins Auto und machten uns auf den Weg. Kaum angekommen, sprach sich der Grund unseres Besuchs wie ein

Lauffeuer herum: Eine junge deutsche Heilerin ist hier, um in unserem Dorf ihre Heilkunst auszuüben!

Ich wurde in einen Keller mit winzigen Fenstern geführt, hier sollten die Heilsitzungen stattfinden. Weshalb? Weil der Keller der einzige heizbare Raum des Hauses war. Hier fand das Leben statt. Dieser Keller war das Wohnzimmer, der Vergnügungsplatz, wo sich die Menschen versammelten – es lief der Fernseher, man trank Tee, rauchte und unterhielt sich. Das einzige Licht bestand aus einer nackten Glühbirne, die von der Decke hing. Um mich herum viele schwatzende Erwachsene, herumlaufende Kinder und hinter mir der auf Hochtouren laufende Fernseher. Ein geradezu ohrenbetäubender Geräuschpegel.

Unbeeindruckt von dem Tohuwabohu bat ich eine Frau nach der anderen, zu mir zu kommen und sich auf der Liege auszustrecken. Ich habe dann mit mindestens dreißig Frauen gearbeitet, die Männer verweigerten sich.

Unsere Gespräche fanden vornehmlich auf Albanisch statt, was ich zu der Zeit schon halbwegs beherrschte. Einige der Anwesenden sprachen allerdings auch Deutsch, denn sie hatten verschiedentlich in Deutschland gelebt oder lebten noch immer dort.

Zu meiner Freude erreichte ich in diesem überfüllten Keller mitten im Balkan, dort, wo sich Fuchs und Hase Gute Nacht sagen, beachtliche Heilerergebnisse. Ich gewann nach dieser Fülle an Heilsitzungen genügend Selbstvertrauen, um nicht mehr angespannt dazusitzen und zu hoffen: Möge es funktionieren! Oder mich auch besorgt zu fragen: Was mache ich hier bloß und was tue ich, wenn es nicht funktioniert? Diese gewonnene Sicherheit tat mir gut.

Außerdem stellte ich erfreut fest, dass Heilen tatsächlich überall möglich ist – auch in einem zur Vergnügungsstätte umfunktionierten Keller. Es wirkt unabhängig von der Umgebung und würde selbst mitten auf einem belebten Marktplatz wirken.

Als die Heilsitzungen beendet waren und ich gerade meine Liege zusammenklappte, trat ein kräftiger, vielleicht fünfzigjähriger Mann auf

mich zu und sagte auf Deutsch in lautem, höhnischem Ton zu mir:
»Ich habe seit Jahren ein kaputtes Knie, ich lass dich da jetzt ran.
Wenn du mir die Schmerzen wegschaffst, dann glaub ich dir!«
Überrascht blickte ich in sein abweisendes Gesicht und fragte vor-
sichtig: »Wollen Sie das wirklich? Jetzt gleich eine Heilsitzung?«
»Das sagte ich dir doch gerade. Und noch etwas: Du kriegst von mir
das Doppelte bezahlt von dem, was du in Deutschland bekommst.
Aber nur, wenn du mein Knie auch heilst!« Dann brach er in ein lau-
tes, hämisches Lachen aus und blickte Beifall heischend in den Raum.

Dieser Mann hatte mich schon den ganzen Nachmittag und Abend
ausgelacht und jede Frau, die nach der Heilsitzung strahlend verkündet hatte, ihr Zustand habe sich wirklich gebessert, die Schmerzen
seien gar nicht oder kaum mehr vorhanden, war ebenfalls von ihm
lauthals verhöhnt worden.
Und dieser Mann wollte jetzt unbedingt auf meine Liege? Wollte
sich tatsächlich von mir die Hände auflegen lassen? Und nicht nur
120 Euro bezahlen – das verlangte ich damals in Deutschland für
die erste Sitzung, sondern runde 240 Euro? Für ihn wäre das fast ein
Monatslohn gewesen und ich glaubte ihm kein Wort. Ich vermutete,
dass er allen beweisen wollte, dass das, was hier geschah, alles bloß
Kokolores sei.

Er bekräftigte seinen Wunsch. Daraufhin arbeitete ich mit ihm und
freute mich schon auf das Gesicht, das er dann am Ende machen würde. Es ging mir wirklich nicht ums Geld, sondern darum, ihm und
auch mir zu beweisen: Das Geistige Heilen wirkt!
Und was geschieht? Er steht auf, bewegt vorsichtig sein Knie, macht
eine kurze Pause, bewegt es noch mal. Alle im Raum starren auf ihn,
es herrscht gespannte Totenstille.
»Es tut nicht mehr weh!«, bricht es aus ihm heraus. Er ist leichenblass,
so erschrocken ist er. Er sieht mich an und ich spüre einen Anflug von
Panik, den er zu verbergen sucht. Ich scheine ihm unheimlich zu sein.
Ich bin nun richtig stolz und erfreut. Ich genieße das Gefühl, es ihm
gezeigt zu haben! Die Gnade und ich, wir haben gesiegt, oder so.
Erwartungsvoll schaue ich ihm ins Gesicht und denke mir: »Ich fres-

se einen Besen, wenn er mir tatsächlich Geld gibt.« Mein Gefühl täuscht mich nicht. Der Mann lässt sich auf einen Sessel fallen, sieht mich böse an und sagt:
»Wenn das Knie in einem Jahr noch immer nicht weh tut, dann zahle ich.«
Da wird mir klar, dass die Panik in seinen Augen weder mit mir noch mit der Heilkraft zu tun hat, sondern einzig und allein durch den Gedanken an seinen Geldbeutel ausgelöst wurde.

Er war etwa zwei Jahre beschwerdefrei, dann kehrten die Schmerzen zurück. Gezahlt hat er nie.
Das machte mir aber nichts aus, denn ich war ja dort, um Menschen kostenlos zu heilen und meine Heilkräfte anzuwenden.

Zufrieden kehrte ich nach Deutschland zurück. Die Erfolge beim Heilen hatten mir nicht nur ein Mehr an Erfahrung gegeben, sie stärkten auch das Vertrauen in die Gnade, in die Heilkräfte und in meine Fähigkeiten, sie anzuwenden.

Immer wieder ist es eine große Freude, mich vom Ergebnis der Heilkraft überraschen zu lassen. Auch bin ich während des Heilens von der Vorfreude auf die Reaktionen meiner Klienten erfüllt und erwarte das Resultat voller Spannung.
Anders als zahlreiche Heiler, an deren Seminaren ich teilgenommen habe, gebe ich aber keine Heilversprechen ab. Ich äußere auch keine festgeschriebenen Wahrheiten, die so manchen esoterisch-mystischen Heilaussagen zugrunde liegen. Einige Geistheiler lehren auch Techniken, die sich ganz und gar in der Theorie verfangen. Theoretisch sei alles möglich, behaupten sie, und das folgende Beispiel wurde tatsächlich geäußert: »Heiler wie wir sind spirituell so weit entwickelt, dass sie sich im Auto nicht anschnallen müssen. Uns passiert nichts!«

Für mich ist dies kein Beweis für hochstehende Spiritualität oder für irgendeine Form der Bewusstseinserweiterung. Ich empfinde solche Aussagen als naiv, sie beruhen auf Aberglauben und Einbildung. Für mich sollte ein Geistiger Heiler vielmehr fest mit beiden Beinen auf dem Boden der Wirklichkeit stehen. Er sollte lebensfähig sein, seine Welt und sein Leben möglichst in Ordnung haben.

Am besten lässt sich ein Heiler an seinen Ergebnissen messen, so wie auch jede Heilmethode, jede Therapieform daran gemessen wird, ob sie belegbare und auch reproduzierbare Ergebnisse erreicht. In meinem »Crash-Test-Selbstversuch« auf dem Balkan haben Methode und auch ich mit Bravour bestanden.

Nach unserer Rückkehr habe ich bestärkt und mit Elan weitergemacht. Ich arbeitete mit Freunden und Bekannten, unter anderem mit unserem liebenswerten Buchhalter. Seit Jahren litt dieser ältere Herr an Gicht, Rheuma und Asthma, rauchte noch dazu wie ein Schlot. Er konnte keine hundert Meter unbeschwert gehen, sein rechter Fuß tat ihm weh, er war stark geschwollen. Das Asthma machte dem alten Herrn so sehr zu schaffen, dass er schon nach wenigen Schritten stehen bleiben musste, um nach Luft zu ringen. Ohne sein Asthmaspray konnte er draußen keine längere Strecke zurücklegen. Er war vollkommen abhängig davon.

Dieser geplagte Buchhalter legte sich nun bei uns auf die Liege, hoffte, die Geistige Heilweise könne ihm wenigstes einen Hauch Linderung verschaffen. Er unterzog sich mehreren Heilsitzungen bei mir und konnte es nicht glauben: Er benötigte nur noch einmal im Monat sein Asthmaspray und war in der Lage, mindestens einen Kilometer zu laufen, ohne innehalten zu müssen. Seitdem leuchtet das Gesicht unseres Buchhalters, er ist nicht mehr der schmerzgeplagte ältere Herr, den jeder noch so kleine Spaziergang aufstöhnen lässt. Er fühlt sich fit und ist voller Tatendrang.

Für mich waren diese bereits erreichten Heilergebnisse ein deutlicher Ansporn, noch mehr zu lernen und meine Fähigkeiten weiter zu optimieren.

Neue Dimension der Heilung

Gott hat deiner Seele Flügel gegeben, um dich in den
weiten Himmel von Liebe und Freiheit zu erheben.
Khalil Gibran

Zum einen wollte ich meine Ausbildung zur Heilerin fortsetzen, zum anderen beschloss ich, meine Heilkünste in meinem Bekanntenkreis vorzuführen. Ich erreichte hier zwar beglückende Heilerfolge, doch einige Menschen begegneten mir mit erheblicher Skepsis, manche sogar mit gänzlichem Unverständnis. Ausnahmslos staunten jedoch alle darüber, wie ich mich von meinem Unfall erholt hatte, wobei es keinem verborgen blieb, dass mich wahrhaftig nicht die Ärzte und die Schulmedizin, sondern tiefgreifende Geistige Heilweisen gerettet hatten. Dass meine Beschäftigung mit dem Geistigen Heilen und die Anwendung meiner erlernten Fähigkeiten diversen Bekannten suspekt war, musste ich einfach akzeptieren. Sie beäugten mich kritisch bis misstrauisch und dachten wohl bei sich: »Jetzt spinnt sie aber!«
Einige Bekannte aus früheren Zeiten hatte ich ganz aus den Augen verloren, sie zogen sich zum Teil nach meinem Unfall von mir zurück – ich war ja kaum ansprechbar und unfähig, meine sozialen Kontakte so zu pflegen wie früher, andere freundschaftliche Beziehungen waren während dieser problembeladenen Zeit einfach eingeschlafen. Nun aber tauchten alte Bekannte wieder auf – und staunten. Sie staunten über meine neu erwachte Power, über die Klarheit meiner Ausstrahlung und konnten nicht fassen, dass mein Selbstbewusstsein als Geistige Heilerin durch nichts und niemanden erschüttert werden konnte. Ob sie sich auch mit mir und für mich freuten? Wie schon erwähnt, begrüßten einige meine persönliche Entwicklung keineswegs. Ich denke, dass manchen auch mein schneller und durchgreifender Erfolg nicht ganz geheuer war, andere wiederum brachten mir ehrliche Zuneigung entgegen. Sie vertrauten mir und ich spürte ihre aufrichtige Sympathie.

Unter all den neugierigen Bekannten, die nun in meine Villa strömten – einige voller Argwohn, andere positiv und wohlwollend eingestellt, befand sich das Ehepaar Gaschler. Mit beiden verbindet mich eine echte und enge Freundschaft. Frank, ein Sozialpädagoge, litt unter chronischen Rückenschmerzen. Ich forderte ihn auf, sich auf der Liege in meinem Behandlungsraum auszustrecken, legte die Hände auf, behandelte ihn und nach einer knappen Stunde bat ich ihn, wieder aufzustehen. Ich führte ihn vor den Spiegel, er drehte sich, einmal links herum, dann rechts, dann drückte ich ihm noch einen Handspiegel in die Hand, damit er sich auch von hinten betrachten konnte: Sein Hohlkreuz war verschwunden. Aufrecht wie eine Fahnenstange stand er vor uns. Gundi, seine Frau, war sprachlos, auch er brachte zunächst kein einziges Wort heraus, dann strahlten die beiden über das ganze Gesicht.

Anschließend behandelte ich meine liebe Freundin Gundi Gaschler, eine Diplompsychologin, die bereits seit Jahren von einer starken Verspannung im Schulterbereich geplagt wurde. Auch die Dornfortsätze der Halswirbel waren nicht zu ertasten, so sehr hatte die starre Muskelmasse sie weggedrückt. Nach der Heilsitzung setzte sie sich auf, legte die Finger auf den Nacken und rief: »Hey, ich kann meine Halswirbel wieder spüren!«

Beglückt fuhren die beiden nach Hause. Nach dem sichtbaren, eindeutigen Heilerfolg öffneten sie lachend ihre Haustür und strömten so viel Freude und Vitalität aus, dass eine Nachbarin stehen blieb und neugierig fragte: »Was ist euch denn passiert?«

»Wir waren bei einer Freundin, die Geistige Heilerin ist!«, sagte Gundi gut gelaunt. »Schauen Sie mal, mein Mann hat kein Hohlkreuz mehr und meine Verspannungen sind wie weggeblasen. Einfach weg!«

Einige Wochen später bekam Gundi einen grausamen Hexenschuss. Trotz stechender Kreuzschmerzen fuhr sie zum Einkaufen, doch als sie wieder zu Hause ankam, konnte sie sich kaum noch bewegen. Mühevoll quälte sie sich aus ihrem Auto und kroch, die Hand auf den gebeugten Rücken gepresst, im Schneckentempo einen Fuß vor den anderen setzend, die Stufen zu ihrem Haus hoch.

Außer sich ruft sie mich an, ich müsse ihr helfen, nichts gehe mehr, bei jeder noch so leichten Bewegung schieße der Schmerz in die Wirbelsäule ein. »Kannst du zu mir kommen? Ich brauche dich!«

Daraufhin biete ich ihr eine Fernheilung am Telefon an – es fällt ihr schwer zu glauben, dass eine Heilung auch ohne Berührung, ohne meine Anwesenheit, funktionieren könne. Ich versichere ihr, dass das durchaus möglich ist. Ich sende ihr die Heilimpulse aus der Ferne und nach 20 Minuten hat meine Freundin keine Beschwerden mehr. Nichts tut ihr weh. Entspannt und vollkommen aufrecht geht sie aus dem Haus, um ihre Einkäufe aus dem Auto zu holen. Da begegnet ihr wieder einmal die Nachbarin, die sie bereits nach dem ersten Heilerfolg verblüfft hatte.

»Ich habe Sie doch vor einer halben Stunde ins Haus humpeln sehen, Sie Arme! Ich wollte Ihnen schon meine Hilfe anbieten, und nun ist alles vorbei? Ihnen geht's wieder gut? So schnell? Wie kann das denn sein?«

Meine Freundin berichtete ihr von der Fernheilung. »Unglaublich!« ruft die Nachbarin. »Aber ich sehe es ja mit eigenen Augen.«

Diese zwei Heilungen setzten eine Lawine in Gang. Die Nachbarin erzählte überall weiter, was sie erlebt hatte, der Heilerfolg machte die Runde, die Nachricht verbreitete sich wie ein Buschfeuer. Daraufhin meldeten sich immer mehr Menschen an, um durch die amazinGRACE-Heilungen kuriert zu werden. Durch Mundpropaganda und auf Empfehlung kommen aber auch Hilfesuchende von weit her, etwa aus Rumänien, Tschechien, Albanien, England, Schweden, Portugal, Österreich und der Schweiz.

Aus dem Haus, in dem ich zunächst in ein, zwei Räumen geheilt habe, ist mit der Zeit eine Tagesklinik geworden. Doch dann kam es immer häufiger vor, dass sich Klienten wünschten, mehrere Tage bei uns bleiben zu können. Also ist nun auch ein stationärer Aufenthalt möglich. Wir haben liebevoll eingerichtete Zimmer für Klienten, die an mehreren, aufeinander folgenden Tagen bei uns Heilsitzungen bekommen.

Seit der Anfangszeit in der neu bezogenen Villa sind noch keine vier Jahre vergangen. Ich kann mich natürlich nicht mehr an alle erinnern, die hier gewesen sind. Viele Fälle sind mir jedoch unvergesslich: Ich sehe die Menschen vor mir, junge und alte, die meisten mit angespannten, häufig streng verschlossenen Gesichtszügen, viele gebeugt, die Bewegungen hölzern und angestrengt, alle von Schmerzen geplagt, die sie schon lange begleiten. Wie dunkle Gewitterwolken hängen die Krankheit oder auch nur die körperliche Beeinträchtigung über ihrem Leben. Der Leidensdruck bringt sie dann zu uns. Einige sind hoffnungsvoll und offen, viele zweifelnd und sehr skeptisch, manche lassen sich auch nur widerwillig von Freunden oder Familienmitgliedern zu uns bringen. Oft handelt es sich hier um missmutige, resignierte und auch schroffe Menschen, die sich in mein Behandlungszimmer schleppen, als beträten sie vermintes Gebiet.

Sie halten das Geistige Heilen wohl für mystisch verbrämten Hokuspokus. Alles nur Humbug, Gespensterglaube, Blendwerk. Vielleicht fühlt sich der eine oder andere auch an unheilschwangere Hexenkulte und mittelalterliche Kräuterheilkunde erinnert, ich ahne es nur. Zum Glück steht mir aber auch eine negative, ablehnende Haltung gegenüber den geistigen Heilungsmöglichkeiten nicht im Wege. Die Heilerfolge sind nicht abhängig von der Einstellung, der persönlichen Haltung, mit der die Klienten zu mir kommen. Manchmal scherze ich sogar und sage: »Sie brauchen gar nicht daran zu glauben. Hauptsache ist, dass ich daran glaube!«

Einige Heiler sind davon überzeugt, dass erst die starke Bereitschaft zur persönlichen Veränderung einen Heilprozess in Gang setzen könne: Der Klient muss die eigenen Selbstheilungskräfte aktivieren, um gesund zu werden. Für diese Heiler ist das richtige Bewusstsein die wahre Quelle von Gesundheit und Genesung.

In der Heiler- und Esoterikszene kursiert auch die Meinung, dass Krankheit einem Menschen zu etwas Gutem diene. Diese Einstellung teile ich nicht – sie macht die Menschen unglücklich und beeinträchtigt ihr Leben. Erst der Heilungsprozess, und wie der Klient anschließend damit umgeht, verhilft ihm zu etwas Gutem.

Ich mache häufig die Erfahrung, dass bei vielen Klienten zuerst die Heilung eintreten muss, bevor sie an die Wirkung, die Macht des Geistigen Heilens glauben. Glücklicherweise funktionieren die Heilweisen ja unabhängig davon, ob an sie geglaubt wird oder nicht.

Und wenn jemand dann ungläubig staunend, das Gesicht aufgeheitert, der Körper zurechtgerückt und häufig sogar vollkommen schmerzfrei unsere Klinik verlässt, weiß ich, dass er über das Geistige Heilen berührt wurde und ein Umdenken stattfinden wird. Gewiss, manche

Menschen brauchen mehrere Sitzungen, damit der Genesungsprozess in Gang kommt, bei einigen wenigen greifen unsere Heilmethoden gar nicht und nicht alle sind für immer vollkommen geheilt. Das muss ich hinnehmen, ich bin nicht allmächtig, besitze keine übermenschlichen, übernatürlichen Kräfte. Sicher, ich arbeite mit göttlicher Gnade, doch dies meine ich überkonfessionell. Ich meine daher nicht den Gott der Religionen, sondern vielmehr eine existentielle, schöpferische Kraft, die alles lenkt und führt. Und da Kraft aus Kraft erwachsen kann, übertrage ich diese Kraft der Gnade auf die Menschen, die zu uns kommen, um sie zu heilen. Die Gnade ist wie die Sonne: Wer sich von der Sonne wärmen lassen möchte, der begibt sich unter ihre Strahlen, um sich von ihnen bescheinen zu lassen. Die Sonne fragt auch nicht nach dem Warum oder Wozu, sie wärmt alle Menschen gleichermaßen. So segnet auch die Gnade diejenigen, die sich zur Gnade begeben.

Durch die Gnade können sich Krankheiten und Beschwerden oft einfach auflösen. Dies erinnert mich an den Satz aus der Bibel: Deine Sünden sind Dir vergeben, geh und sündige nicht mehr! Auf die Lebensführung bezogen, übersetze ich das mit:»Das Geistige Heilen hat mithilfe der Gnade die Konsequenzen einer falschen Lebensweise, in Verbindung mit fehlgeleiteten Denkmustern, bei dir gelöscht, du darfst nun von vorne beginnen. Nutze diese Chance, achte darauf, jetzt so zu leben, dass du möglichst nicht wieder krank wirst.«

Die Menschen tragen, nachdem sie hier bei uns waren, selbst die Verantwortung für ihre künftige Lebensführung. Möglicherweise müssen sie ihre gewohnte Ernährung umstellen, für mehr Bewegung sorgen, konsequent ihre eingeschliffenen Verhaltensweisen verändern. So können sie verhindern, in den alten, krank machenden Zustand zurückzufallen.

Ich weiß, dass Menschen Zwängen ausgesetzt sind – sie sitzen in ihren Berufen tagtäglich viele Stunden in krummer Haltung an ihren Arbeitstischen, sie strapazieren auf unterschiedlichste Weise ihre Nerven, ihren Körper, ihren Geist. Sie jagen von Termin zu Termin, sind irgendwann chronisch erschöpft, ausgebrannt. Der tägliche Stress lässt Seele und Körper erkranken. Deshalb lege ich ihnen nahe, die Überbeanspruchung auszugleichen, am besten eine tiefgreifende Lebensveränderung vorzunehmen, damit es ihnen besser geht.

Selbstverständlich bleibt es meinen Klienten überlassen, wie sie ihr Leben gestalten, ich respektiere ihre Haltung und ihre Entscheidungen. Niemals würde ich mich als Richterin aufspielen. Häufig können ja schon kleinere Korrekturen in der Lebensführung sehr hilfreich sein und dem Betroffenen aufzeigen: Es tut gut, aufmerksamer zu werden und mehr auf sich zu achten.

Sehr heilsam, im wahrsten Sinne des Wortes, ist die Unterstützung durch Angehörige und Freunde: Wenn das Umfeld mitzieht, die Familie an einem Strang zieht, wird der Heilungsprozess positiv beeinflusst und deutlich beschleunigt. Das gelingt am ehesten, wenn die Angehörigen die Heilsitzung miterlebt haben und dadurch bei ihnen ein Umdenken stattgefunden hat.

Wenn die Schmerzen des Klienten allerdings wiederkehren, weil er gar nichts an seiner Lebensweise verändert und sich nach wie vor hohem Stress und starken Belastungen aussetzt, dann ist das seine Sache. Im Übrigen glaube ich fest daran, dass sehr viele Krankheitsverläufe im Lebensplan eines Menschen programmiert sind. Da heißt: Ich kann eine Krankheit zwar lindern oder auch heilen, aber wenn der Lebensentwurf es vorsieht, dann wird irgendwann etwas geschehen, das diesen Plan wahr macht. Dies ist meine persönliche Überzeugung.

Grundsätzlich bin ich natürlich davon überzeugt, dass eine Heilung niemals ausgeschlossen, niemals undenkbar ist. Wer auch immer zu mir kommt – ich bin bereit, mich seiner Beschwerden anzunehmen, unabhängig davon, wie er seinen Alltag gestaltet oder mit welchen Krankheitssymptomen er zu kämpfen hat.

Eines meiner beglückendsten Heilergebnisse konnte ich bei einem dreizehnjährigen Jungen erzielen, einem scheinbar hoffnungslosen Fall. Er litt unter einer starken Skoliose: Seine Wirbelsäule war bogenförmig gekrümmt, seine noch kindlichen Gesichtszüge vor Schmerzen verzerrt. Jeder Schritt schien ihm Schwierigkeiten zu bereiten, es kam mir vor, als wohne dieser junge Mensch in einem fremden, feindlichen Körper.

Er kam mit seiner Mutter, die mir mitteilte, ihr Sohn könne weder entspannt sitzen noch liegen, das Laufen bereite ihm Schwierigkeiten und vom Schulsport sei er deshalb schon seit Jahren befreit. Die Ärzte hätten ihm Feldenkrais-Übungen verschrieben, um seine Beweglichkeit zu steigern, aber Hoffnung auf eine entscheidende Besserung seines Zustands gebe es nicht.

»Mein Sohn nimmt tapfer an den Feldenkrais-Kursen teil, aber er verabscheut sie, die Schmerzen sind kaum zu ertragen, jede Bewegung tut weh«, sagte seine Mutter und sah ihren unglücklichen Sohn sorgenvoll an. »Die Wirbelsäule ist nach wie vor schwach und krumm wie ein Fragezeichen. Sie sehen es ja! Er kann nicht mehr, nichts hilft, deshalb sind wir jetzt hier.«

Missgelaunt sah sich der Junge um, quälte sich schließlich auf die Liege in meinem Behandlungsraum, lag da, vollkommen unnahbar. »Er ist immer schlecht drauf«, raunte mir seine Mutter zu, »kein Wunder!«

Nach zwei Heilsitzungen war der Junge schmerzfrei. Wie das geschehen konnte? Was da passiert war? Es ist das Wunder der Gnade. Ich ließ bei diesem Jungen, wie bei allen anderen auch, die energetischen Kräfte durch seinen Körper fließen und auf einmal entspannten sich seine Muskeln, die Knochen fingen an, sich leicht unter meinen Händen zu bewegen. Als der Junge von der Liege aufstand, war sein Rücken deutlich gerader, seine Körperhaltung entkrampft, sein Gesichtsausdruck aufgehellt. Er schaute mich zum ersten Mal an, staunend und freundlich, seine Augen glänzten. Er sah nicht mehr aus wie ein bemitleidenswerter alter Mann, sondern wie ein ganz normaler, vitaler Dreizehnjähriger. Es war wirklich ein Wunder geschehen.

Diese Heilung hat dem Jungen ein neues Leben geschenkt. Er spielt heute in einer Basketballmannschaft. Er ist der Beste im Schulsport, ist 1,81 m groß und seine Wirbelsäule ist kerzengerade.

Seine Zukunft wird jetzt anders verlaufen als jene, die er in dem kranken, zutiefst geschwächten Zustand vor sich gehabt hätte. Er wird bestimmt einen anderen Beruf, eine andere Partnerin bekommen. Er wird anders in der Welt wirken und handeln. Vielleicht wäre er vor Schmerzen zu einem verbitterten, bösartigen Menschen geworden, jetzt wird er Positives schaffen können, was ja für seine Eltern ebenfalls ein Glück und eine gigantische Erleichterung bedeutet!

Auch seine Mutter war einige Male bei uns, um ihren Rundrücken heilen zu lassen. Ihr hat das Geistige Heilen ebenso geholfen. Ich legte die Hände auf und zur großen Verblüffung aller Anwesenden konnten sie tatsächlich ihre Knochen knacken hören. Der Heilverlauf hatte sogar etwas sehr Komisches: Zuerst arbeitete ich an ihrer rechten Schulter, es knackte und ratterte, die Schulter senkte sich. Nun trat die linke Schulter deutlich hervor, ragte in die Luft, während die rechte flach auf der Liege lag. Es sah so lustig aus, dass ich ein Foto machte. Die Klientin spürte das Ungleichgewicht im Schulterbereich selbst ganz deutlich und fand es sehr spannend. Anschließend arbeitete ich mit der linken Schulter. Wieder knackte und krachte es, dann bewegte sich auch diese Schulter nach unten. Am Ende freute sich meine Klientin über einen fast vollkommen geraden Rücken.

Während dieser Heilsitzung liefen vor meinem inneren Auge sehr interessante, vermutlich sogar besonders aufschlussreiche Bilder ab: In meiner Fantasie sah ich, wie sich die molekulare Struktur der Knochen in Sekundenbruchteilen immer wieder komplett auflöste, sich ausbreitete, neu ordnete, restrukturierte und dann in einer ganz neuen Position wieder zusammensetzte. Möglicherweise ist dies ein Vorgang, der tatsächlich so stattfindet.

Ferner kam eine Ärztin, Frau Dr. S, auf Empfehlung eines an Krebs erkrankten Freundes zu uns. Da ihm das Geistige Heilen sehr geholfen hatte, machte sie sich auf den Weg nach San Esprit, obwohl sie dem Geistigen Heilen mit beträchtlichem Zweifel gegenüberstand. Sie litt unter Borreliose und hatte seit Jahren immer wieder »Schübe«, verbunden mit erheblichen Beschwerden. Ohne große Erwartung begab sie sich an einem Freitag zu uns in die Klinik. Ich spürte ihre Skepsis sehr deutlich und doch waren wir schnell im Gespräch, sie redete sehr offen mit mir. Sie schilderte die Symptome der letzten Jahre und erzählte mir auch von belastenden Umständen in ihrer Herkunftsfamilie. Sie habe im Augenblick zwar keine Schmerzen, aber sie wünsche sich sehr, wieder in ihrer Mitte zu sein.

Ich betrachtete sie genau, sah ihren gekrümmten Rundrücken, prüfte ihre Wirbelsäule mit der Wasserwaage und zeigte ihr dann das Ausmaß ihrer Fehlhaltung. Anschließend überprüfte ich, wie stark der

Körper durch Elektrosmog und sonstige Störfrequenzen beeinträchtigt war. Mithilfe einer Wünschelrute stellte ich eine erhebliche Einlagerung von Belastungen fest. Dann bat ich die Ärztin, es sich auf der Liege bequem zu machen, und reinigte anschließend ihren Körper energetisch komplett. Sie bemerkte dies sogleich, denn ihr Kopf fühlte sich auf einmal ganz frei an, ganz leicht. Nach anderthalb Stunden verließ Dr. S. unsere Klinik in einer anderen Verfassung.

In der Nacht nach dem Besuch ging sie früh zu Bett, schlief sehr tief und wachte, zu ihrer Überraschung, am nächsten Tag erst um zwölf Uhr mittags auf.
Als sie am Montag in ihrer Praxis eintraf, unterhielt sie sich mit einer Mitarbeiterin über ihre Erfahrungen in unserem Haus. Plötzlich bemerkte die Mitarbeiterin: »Frau Doktor, Sie sind ja vollkommen verändert! Sie hatten doch am oberen Rücken immer einen kleinen Buckel – der ist jetzt weg!«
Die Ärztin wollte es nicht glauben, stellte sich vor die anderen Mitarbeiterinnen und fragte sie: »Fällt euch etwas auf?«
»Ja, Ihr Rücken ist vollkommen gerade!«

Am selben Tag hatte Frau Dr. S. einen Termin bei der Physiotherapeutin, bei der sie seit fünf Jahren in Behandlung war. Auch die Therapeutin bestätigte, dass der Rundrücken tatsächlich begradigt, nicht mehr starr und steif, sondern locker und geschmeidig war. Sie stellte dann weiter fest, dass auch der Rippenweitstand und die Verhärtung im Bereich des Zwerchfells behoben waren.

Als Frau Dr. S. zu einem späteren Zeitpunkt für eine weitere Heilsitzung zu uns kam, sagte sie: »Ich fühle mich wirklich viel besser. Ich stehe ganz anders da in der Welt – nicht nur körperlich, auch seelisch, ich bin in meiner Mitte.«
Sie konnte auch wieder Kleidungsstücke tragen, die ihr aufgrund des weit gestellten Brustkorbs viel zu eng geworden waren. Sie war so zufrieden, dass sie uns weiterempfahl und mehrere Klienten zu uns schickte.

Etwas komplizierter gestaltete sich der Fall einer Klientin, deren Skoliose so extrem war, dass ihr gekrümmter Körper einem erstarrten Fragezeichen glich. Ich begann die Heilsitzung mit Handauflegen. Dies verschaffte ihr eine erste Erleichterung, doch in ihrem Fall mussten wir tiefer gehen. Wir vereinbarten daher eine »Auralogie-Sitzung«. Hierbei kann ich in der Aura eines Menschen »lesen«: Ich sehe mir das normalerweise unsichtbare Energiefeld eines Menschen an und bekomme mannigfache Informationen über ihn. Mit dieser Methode hat der Heiler die Möglichkeit, Ursachen für das Befinden des Klienten zu erkennen, Hintergrundinformationen zu erhalten, um dann gleichzeitig die maßgeblichen Verursachungen zu beheben.

Ich war mir sicher, dass dieses Vorgehen auch bei dieser Klientin Aufklärung über den Hintergrund ihrer Beschwerden bringen würde. In der Tat erhielt ich eine erstaunliche, sehr klare und unmissverständliche Information: Der Zustand der Klientin war eng mit ihrer Religion verbunden.

»Es sieht so aus, als ob das starke Dogma einer Religion sich verbiegend auf Ihren Körper und Ihre Seele auswirkt. Wurden Sie streng religiös erzogen?«, fragte ich sie.

»Nein, überhaupt nicht. Wieso denn?«, erwiderte sie verwundert.

»Waren Ihre Eltern nicht religiös? Spielte der Glaube keine Rolle in Ihrer Familie?«

Die Klientin schwieg, schien nachzudenken, dann sagte sie: »Na ja, mein Opa war Pfarrer. Ein gebieterischer Mann, einer, der meinen Vater zur Religion gezwungen hat. Darüber wurde in der Familie hin und wieder gesprochen. Ich habe meinen Großvater ja selbst erlebt: sehr streng, nie locker, nie lustig. Manchmal stauchte er meinen Vater zusammen, als sei er noch ein kleiner Junge. Wenn wir Kinder ihn besuchten, zwang er uns auf die Knie zum täglichen Gebet. Außerdem mussten wir mit ihm Stunden in der eiskalten Kirche verbringen, um an einer Messe teilzunehmen und Buße zu tun – wofür, ist mir unerklärlich. Wir Kinder hatten eigentlich nie etwas Schlimmes verbrochen, doch diese ganze Prozedur führte dazu, dass wir uns schlecht fühlten, so, als hätten wir wirklich etwas ausgefressen.«

Dies war also eine mögliche Erklärung für die körperliche Verbiegung, die mit der seelischen Verbiegung natürlich zusammenhing.

Als Nächstes sah ich in der Aura der Klientin ihren Vater, dessen Kraft gleichzeitig anwesend und doch abwesend war. An ihm war etwas Starres und Hartes.

Als ich die Klientin nach ihm fragte, sagte sie: »Er war herrisch, verbreitete ganz oft Angst und Schrecken, wenn er mal da war. Meistens war er allerdings weg. Offen gesagt, ich fühlte mich als kleines Mädchen immer klein und schwach. Eigentlich war ich ein Nichts in meinen Augen.«

Als Nächstes nahm ich die Schwingungen der Mutter wahr – sie war fast nicht vorhanden. Sie besaß die Qualität eines zarten, flüchtigen Nebelschleiers. Meine Klientin bestätigte meinen Wahrnehmung: »Meine Mutter ließ meinen Vater gewähren. Sie widersetzte sich nie, stand mir auch nie zur Seite. Einerseits hatte sie wohl Angst vor ihm wie ich, andererseits lag sie ihm zu Füßen, als sei er der Herrgott persönlich.«

Möglicherweise hing ihr kraftloser, gekrümmter Rücken, ihre Skoliose, mit ihrer Hilflosigkeit als Kind zusammen. Dies dachte ich mir und widmete mich daraufhin verstärkt dieser Möglichkeit.

Mit der Arbeit an ihrer Aura konnte ich dann die energetische Gesundheit ihres Vaters wiederherstellen: Das bedeutete für sie, dass die Destruktivität des Vaters sich von ihr entfernte und ihr nichts mehr anhaben konnte. Durch diese energetische Verwandlung konnte sie ihn sogar in seiner Funktion als nährenden Vater wahrnehmen. Auch die Verletzungen von Seiten der Mutter konnten wir bereinigen. Dadurch wurde die Eigenwahrnehmung meiner Klientin positiv verändert, sie fühlte sich viel besser, was auch einen direkten Einfluss auf ihre Körperhaltung hatte.

Bei dieser Form des energetischen Heilens ist die aktive Mitarbeit des Klienten erforderlich. Diese Dame war sehr bereit mitzuarbeiten und wir konnten so viele Dinge wieder ins Lot bringen.

Am Ende stand sie auf, ließ die Schultern kreisen und versicherte mir: »Es geht mir so gut wie seit Jahren nicht mehr. Sehen Sie, dass ich mich viel gerader halte? Die Schmerzen in der Schulter sind verschwunden, ich kann meine Arme nach hinten drehen, das war bisher unmöglich!« Als sie sich verabschiedete und einen weiteren Termin mit mir vereinbarte, huschte ein leises, zufriedenes Lächeln über ihr Gesicht. Sie kam acht Mal zu uns, kann erstmalig wieder gerade liegen und sitzen, lehnt sich an die Rückenlehne eines Stuhls, ohne vor Schmerzen aufzustöhnen. Sie ist sehr glücklich über den Verlauf ihrer Heilung.

Dietrich Bonhoeffer, der große Theologe und Widerstandskämpfer, der sich für eine nicht einseitig an die Religion gebundene Interpretation der biblischen Begriffe und Aussagen einsetzte, sagte einmal: »Ich fühle mich von guten Mächten wunderbar geborgen.« Diese innere Sicherheit beim Heilen, dieses klare, vertrauende Geborgensein fühle ich deutlich.

Ich kann bei jedem Menschen, ob er nun dem Geistigen Heilen positiv oder aber mit Misstrauen und Ablehnung begegnet, die Heilkräfte wirken lassen. Der Erfolg der Heilung hängt, wie ich noch einmal betonen möchte, keineswegs von der Einstellung, dem Vertrauen oder der Offenheit eines Klienten ab.

Vor einiger Zeit unterzog sich eine junge Frau, die an einem Bandscheibenvorfall litt und deshalb seit Monaten krankgeschrieben war, einer Heilsitzung bei einer meiner Schülerinnen. Nachdem diese ihr nicht helfen konnte – die Schülerin war gerade erst am Anfang ihrer Ausbildung, schlug ich eine Heilsitzung bei mir vor, die die junge Frau aber strikt verweigerte. Dennoch konnte ihre Mutter sie überreden, es doch noch mit einer Heilsitzung bei mir zu versuchen. Auf der langen Fahrt hierher waren im Auto die Fetzen geflogen, die Tochter wollte nichts wissen von der unsinnigen Heilerei, es bringe doch überhaupt nichts. Nun quälte sie sich abweisend und übel gelaunt auf die Liege. Was dann geschah, raubte ihr den Atem: Als sie aufstand, war sie vollkommen schmerzfrei. Darüber freute ich mich ganz besonders. Ich spürte so etwas wie Genugtuung, mich überkam sogar eine Art Siegerstimmung. »Wir haben es geschafft!«, jubilierte ich innerlich und meinte damit die Gnade und mich: Es war uns tatsächlich gelungen, diese eigensinnige junge Frau von ihren Beschwerden zu befreien!

Gnade kann tatsächlich auch Menschen heilen, die sich kräftig gegen die geistigen Heilkräfte sträuben. Hierzu fällt mir der 139. Psalm ein, in dem es in Bezug auf die Gegenwart Gottes heißt: »Von allen Seiten umgibst du mich und hältst deine Hand über mir.« Für mich gilt diese Vorstellung auch für die Gnade: Sie umfängt uns alle und scheint wie ein helles Licht auf jeden von uns herab.

In unserer modernen, wissenschaftsgläubigen und technisierten Welt ist es nicht immer leicht, über Gott, über ein bestimmtes Gottesbild oder auch über den Begriff der Gnade zu sprechen. Widerspricht diese nicht der Vernunft und unseren wissenschaftlichen Erkenntnissen? Für mich ist eines klar: Durch Vernunft lassen sich weder menschliches Leid noch eine schwere Krankheit heilen. Trotz aller Fortschritte in der wissenschaftlichen Forschung sind die Menschen heute keineswegs gesünder – im Gegenteil, trotz moderner Schulmedizin nimmt die Zahl der Kranken ständig zu. Die moderne, teure und technisch raffinierte Apparatemedizin, überlastete Ärzte und die von ihnen verabreichten Pillen, Spritzen und Salben haben den Krankenstand der Bevölkerung nicht reduzieren können. Im Vormarsch sind insbesondere die hartnäckigen chronischen Leiden.

Was das Geistige Heilen betrifft, so geht diese Heilweise über das hinaus, was die Vernunft begreift, und knüpft so an die Fähigkeit des noch so vernünftigen Menschen an, Erfahrungen zu machen, die nicht auf die Vernunft beschränkt sind. Der Geistige Heiler kann – und möchte – einen geistigen Raum jenseits der alltäglichen An- und Überforderungen schaffen. In diesem Raum hilft er dem Kranken, seine eigenen, ihm innewohnenden Heilkräfte zu aktivieren. Es geht beim Geistheilen aber keineswegs um Esoterik oder Mystizismus, sondern vielmehr um einen Bereich, der die Erfolge der Naturwissenschaften sieht und anerkennt, zugleich aber auf andere Kräfte setzt. Es ist also keine Anwendung im ärztlichen oder physiotherapeutischen Sinne, sondern ein rein spiritueller Vorgang. Unsere Mitwirkenden und Mitarbeiter müssen keine Ärzte oder Heilpraktiker sein.

Wir können nicht versprechen, dass wir eine Krankheit mit Sicherheit heilen. Es gibt keine Gewissheit, aber eines ist gewiss: Wir haben sehr viele Menschen von ihrer Krankheit befreit. Außerdem erlebe ich sehr oft, dass eine tiefgreifende Heilung das Schicksal eines Menschen von Grund auf zu verändern vermag. Das konnte mir, wie es auch andere getan haben, eine Klientin bestätigen, die eine langjährige Odyssee durch die Schulmedizin hinter sich hatte. Sie litt unter chronischer Verstopfung der Atemwege aufgrund einer schiefen Nasenwand. In einer ersten Operation wurden deshalb die Nasenwand begradigt und die Nasenmuscheln verkleinert. Doch der erhoffte Erfolg blieb aus: Der Eingriff hinterließ Narben, die nun ihrerseits die Atmung behinderten. In einer zweiten Operation sollten nunmehr die Narben entfernt werden. Die Patientin hatte die Hoffnung noch nicht verloren, doch als sie aus der Vollnarkose erwachte, erwartete sie der nächste Schock: Der Arzt hatte ohne ihr Wissen, ohne auch nur ein Wort darüber zu verlieren, zwei Fenster in die Kieferhöhle und zwei weitere Fenster zu den Nebenhöhlen in das Siebbein geschnitten. Das Ergebnis? Nicht die geringste Besserung, im Gegenteil – unaufhörliche Schleimbildung und so schmerzhafter Druck in den Stirn- und Kieferhöhlen, dass sie nur durch starke Medikamente und regelmäßiges Absaugen des sich festsetzenden Schleims eine Spur Erleichterung erfuhr.

Ihr Zustand verschlechterte sich zunehmend. Immer neue Krankheitssymptome. Sie litt unter starker Zugempfindlichkeit – schon der geringste Luftzug tat höllisch weh. Schleim lief ihr bis in die Bronchien und in die Lunge, wodurch wiederum Asthma und Allergien ausgelöst wurden. Sie benutzte Asthmaspray, den sie aber aufgrund ihrer geschädigten und überempfindlichen Nase nicht vertrug. Nicht genug damit – sie verlor einen Zahn nach dem anderen, denn der Eiter war über die Kieferhöhle zu den Zähnen geströmt. Hinzu kam das ständige Fieber, das die chronische, eiternde Entzündung nach sich zog.

Ihre gewohnte Lebensfreude, die einstige Hoffnung auf Besserung, die Gabe der Zuversicht – sie schrumpften zusammen, nichts stimmte mehr in ihrem Leben. Am schlimmsten für sie: Jede Woche musste sie zwei Mal zu jenem Arzt, der für ihr Leid verantwortlich war.

Denn nur er wusste, wo sich die Fenster befanden, durch die er den Schlauch schieben musste, um ihr den Schleim aus den Kieferhöhlen zu saugen.

»Die Abhängigkeit von diesem Peiniger war die Hölle für mich«, sagt die Frau. Sie fühlte sich wie eine Gefangene, ihr Leben gehörte nicht mehr ihr, es gehörte der Krankheit – und dem Arzt. Sie konnte nicht mehr verreisen, konnte keinen Sport mehr treiben, entwickelte eine starke Unverträglichkeit gegenüber fast allen Nahrungsmitteln, aß so gut wie nichts mehr. Trotzdem nahm sie wegen der ständigen Einnahme von Cortison 17 Kilo zu. Aus der schlanken, jugendlichen, sportlichen Frau wurde eine schwerfällige, übergewichtige Dame. Außerdem musste sie ihre gut bezahlte Arbeit aufgeben und war nun finanziell ganz und gar auf ihren Mann angewiesen.

Als sie von der Klinik San Esprit erfuhr, kam sie zu uns und blieb sieben Tage hier.

Nach ihrem Aufenthalt verfasste sie selbst einen Bericht:»Bereits nach den ersten Heilsitzungen hat sich der Brustkorb entspannt. Ich bekam ein Weitegefühl und konnte besser atmen. In den Nasenhöhlen spürte ich sofort ein starkes Kribbeln, so als würde dort gearbeitet. Dann ging das Druckgefühl in den Nebenhöhlen weg. Heute machen mir äußere Einflüsse wie Wind oder Zugluft kaum noch zu schaffen. Die Schleimbildung hat sich erheblich verringert. Ich spüre, dass die Nebenhöhlen freier sind, und besonders erfreulich: Ich habe während des gesamten Aufenthalts in San Esprit kein Asthmaspray gebraucht!«

Sie kann längere Strecken ohne Verschnaufpausen an der frischen Luft laufen, schläft nachts wieder mehrere Stunden durch. Ihr Körper hat an Kraft gewonnen, und am Ende ihres Berichts schreibt sie:»Mein psychisches Wohlbefinden hat sich um neunzig Prozent verbessert. Ich habe große Hoffnung auf vollständige Genesung. Am liebsten wäre ich noch länger hiergeblieben!«

Als sie die Klinik San Esprit verlässt, hat sie ihren Frieden mit sich und ihrem Leben gefunden.

Eine andere Klientin hat vergleichbare Erfahrungen gemacht. Sie war eine in ihrem Beruf sehr zufriedene und engagierte Steuerberaterin, bis sie dann eines Tages vor einem Abgrund stand. Im Juni 2009 erhielt sie eine Diagnose, die ihrem Leben eine erschreckende Wende gab. Die Ärzte entdeckten bei ihr ein Nebennierenrindenkarzinom. Zwei Monate später wurde das Karzinom entfernt, anschließend unterzog sie sich einer Chemotherapie. Dabei handelte es sich um ein französisches, in Deutschland weitgehend unbekanntes Präparat. Vermutlich aus Unerfahrenheit im Umgang mit dem Medikament und seiner Wirkung hatten die Ärzte es überdosiert – versehentlich bekam sie das Dreifache der erforderlichen Dosis.

»Diese Chemo richtete meinen Körper zugrunde«, sagte die Betroffene. »Ich konnte kaum mehr stehen und gehen, konnte auch nichts essen, ich war ein körperliches und seelisches Wrack.«

Besonders schlimm waren die starken Schluckbeschwerden. Jede Form von Nahrung blieb ihr, im wahrsten, fatalsten Sinne des Wortes, im Halse stecken. Nach einiger Zeit war sie so entkräftet, so abgezehrt, dass sie ins Krankenhaus eingeliefert wurde, um künstlich ernährt zu werden. Anschließend ließ sie sich drei Wochen in einer angesehenen internistisch-kardiologischen Reha-Klinik ärztlich behandeln und versuchte, sich zu erholen. Endlich nahm sie ein wenig zu.

Doch nun folgten Bestrahlungen, die dazu führten, dass die Schluckbeschwerden sich wieder verschlimmerten. Die Ärzte schenkten ihrer Not jedoch keine Beachtung, erklärten ihren Zustand für »ganz normal« und fuhren mit den Bestrahlungen einfach fort.

Sehr viel später erklärte ihr eine Atemtherapeutin, dass die Muskulatur der Zunge durch die Speiseröhre bis in den Magen herunterreiche und die Bestrahlung in diesem Bereich großen Schaden angerichtet habe.

Die Patientin war der Verzweiflung nah. Alle Handgriffe, die für einen gesunden Menschen unter normalen Verhältnissen vollkommen selbstverständlich sind und über die er sich nicht die geringsten Gedanken macht, waren für sie eine Sisyphusarbeit, so kraftlos war sie. Anziehen, einkaufen, Auto fahren, sogar Haare föhnen – ihr war, als müsse sie, wie Sisyphus, ein tonnenschweres Felsstück auf einen Berg wälzen, von dem er im letzten Moment wieder hinabrollte. Das Leben war zu einer nimmer endenden Mühsal geworden.

Die Aussichtslosigkeit ihrer Situation raubte ihr jegliche Hoffnung. Da empfahl ihr eine Münchner Ärztin, die auch Klientin in ihrer Steuerkanzlei war, doch die Heiler-Klinik San Esprit aufzusuchen. Die unglückliche Frau nahm den Rat an. Sie klammerte sich an jeden Hoffnungsanker und war bereit, alles auszuprobieren.

Nach einer einzigen Heilsitzung spürte sie bereits eine erste, deutliche Linderung. Behutsam versuchte sie zu schlucken, dann noch eine Schluckbewegung und tatsächlich – die Schmerzen waren kaum noch zu spüren. Und als sie nach weiteren Heilsitzungen San Esprit verließ und zu Hause eintraf, war ihr Zustand, wie sie sagte, »schon zu 80% besser. Die Schluckbeschwerden zu 90% verschwunden. Ich kann wieder essen und trinken, muss nicht mehr jeden Bissen unter Schmerzen hinunterwürgen.«

Die schlimmste Krise ihres Lebens war überwunden. Heute fährt sie wieder selbstständig Auto, erledigt die vielen großen und kleinen Pflichten des Alltags ohne einen einzigen Seufzer, die grenzenlose Erschöpfung ist verflogen. Sie isst und trinkt wie jeder andere auch, hält ihr Gewicht, hat sogar ihren Beruf wieder aufgenommen und: »Ich kann meine Haare wieder im Stehen föhnen! Das ist doch was! Kurz, ich bin jetzt ein anderer Mensch, ein ganz anderer Mensch!«

Ihren Kindern fiel ebenfalls ein Felsbrocken vom Herzen. Sie hatten sich innerlich bereits darauf vorbereitet, ihre schwerstkranke Mutter pflegen zu müssen. Nun konnte die ganze Familie vergnügt einen gemeinsamen Urlaub verbringen.

»Ich habe an allen Ausflügen teilgenommen, sämtliche Besichtigungen mitgemacht«, sagte sie. »Sogar die vielen Treppen zur Burg bin ich problemlos hoch gestiegen. Es geht mir gut, ich strahle!«

Heute strahlt auch Herr Boguth. Mit seinen 69 Jahren ist er ein leidenschaftlicher Sportler. Er liebt Nordic Walking, Eisstockschießen im Winter und Hochseefischen im Sommer.

Als er im rechten Fuß einen schmerzhaften Knorpelschaden bekam, musste er seine gesamten Hobbys aufgeben. Und nicht nur das – schon beim Gehen wurden die Schmerzen so unerträglich, dass er bereits nach hundert Metern nicht mehr weiterkonnte. Er musste sich hinsetzen, um auszuruhen und den Fuß zu entlasten – und das ihm, dem Sport-Begeisterten, dem ständig Aktiven, dem Abenteuerlustigen.

In seiner Not suchte er einen Orthopäden auf. Der Fuß wurde geröntgt, eine Computertomografie erstellt, daraufhin empfahl der Arzt seinem Patienten eine Drainage, um die schädlichen Sekrete aus dem Gelenk abzuleiten. Keinerlei Besserung. Sechs Wochen lang musste er sich ausschließlich mit Krücken fortbewegen. Der Orthopäde unterbreitete ihm eine weitere Option: Knochengewebe aus dem Beckenknochen entnehmen und in den Fuß einsetzen. Der Arzt warnte ihn jedoch, die Chancen, dass er dann wieder laufen könne, stünden gerade mal bei 50 Prozent.
Alarmiert suchte Herr Boguth einen weiteren Orthopäden auf. Dieser erwog, das Gelenk zu versteifen und damit ruhig zu stellen, meinte dann aber: »Eigentlich sind Sie noch zu jung dafür!«
Herr Boguth wusste einfach nicht weiter. Da schaltete sich seine besorgte Schwester ein.
»Du hatschst jetzt schon so lang, i' sog dir was – geh zu Frau Müller!«
Also setzte sich der unglückliche Bruder in sein Auto, fuhr anderthalb Stunden von seinem Wohnort Geisenfeld bis nach Frabertsham und betrat unsere Klinik. Er kam mit erheblichen Zweifeln und sehr wenig Hoffnung. Und dann konnte er es einfach nicht fassen:
»Bereits die erste Sitzung hat geholfen! Zunächst hat Frau Müller meine Stellage gerade gestellt, ich ging ja schon ganz krumm. Als Nächstes hat sie sich den Fuß vorgenommen. Ganz schnell spürte ich eine leichte Besserung. Einen Tag später die zweite Sitzung. Schon konnte ich mein Gelenk ohne die schrecklichen Schmerzen belasten. Nach sechs Wochen und etwa fünf Heilsitzungen war mein Fuß geheilt. Komplett geheilt! Ich fass' es heut noch nicht.«

Als er nach den Heilsitzungen seinen Orthopäden aufsuchte, dieser den Fuß röntgte und feststellte, dass die schadhafte Stelle tatsächlich ausgeheilt war, fragte er erstaunt: »Wer hat denn das hingekriegt? Da ist ja nichts mehr zu sehen!«

»Das hat eine Geistige Heilerin hingekriegt«, antwortete Herr Boguth.

»So ein Schmarrn! Verblödeln kann ich mich selbst!«, rief der verärgerte Orthopäde.

Solle doch der Arzt denken, was er wolle, sagte sich Herr Boguth, er jedenfalls konnte wieder laufen, nichts anderes zählte.

Einer Bekannten aus dem gemeinsamen Gesangsverein, deren Rücken und Brustkorb nach einem Unfall so lädiert waren, dass sie ihre Arme kaum noch heben und nur noch unter Schmerzen laufen konnte, rät er, es doch auch mit dem Geistigen Heilen zu versuchen. Sie lehnt ab, doch er lässt nicht locker und insistiert: »Du hast schon so viel ausprobiert. Wenn die Frau Müller dir nicht hilft, hilft dir keiner mehr. Dann weißt du's wenigstens!«

Dann erzählt er ihr, dass er seine geliebten Hobbys wieder aufgenommen habe. Nordic Walking und Fische fangen – er ist wieder dabei. Kräftig wie eh und je treibt er mit seinen zwei Stöcken den Rhythmus seiner Schritte voran; außerdem unternimmt er wieder seine Reisen nach Norwegen und fährt aufs offene Meer zum Hochseefischen.

Wenige Tage später begegnet er seiner Bekannten auf der Straße, voll bepackt mir Einkaufstüten. Als sie ihn kommen sieht, lässt sie sämtliche Taschen fallen, läuft auf ihn zu, wirft die Arme in die Luft und ruft: »Schau, wie ich mich bewege!« Sie lässt die Arme kreisen, wedelt mit den Händen, dann fällt sie ihm lachend um den Hals: »Das war die Geist Heilerin!«

An dem darauffolgenden Samstag trifft Herr Boguth sie auf einem Dorffest, wo sie mit ihrem Mann am Nebentisch sitzt. Sie wirkt quirlig und aufgekratzt, fröhlich prostet sie Herrn Boguth und seinen Freunden zu. Auf einmal springt sie auf und zerrt ihren verdutzten Mann auf die Tanzfläche. So schwungvoll und ausgelassen hüpft sie über den Tanzboden, dass ihr Mann sich anstrengen muss, um mitzuhalten. Befreit von den Fesseln ihrer Krankheit, tanzt sie sich ins

Leben zurück. Endlich kann und darf sie die über Jahre entbehrte Freiheit in vollen Zügen genießen.

Und dann erhalte ich von Herrn Boguth eines Tages einen sorgenvollen Anruf. Es handle sich um seine kleine Enkeltochter. Das Mädchen sei krank – herzkrank. Eine Herzoperation sei bereits anberaumt, doch die gesamte Familie habe Angst davor. Nun habe er seiner Schwiegertochter von mir erzählt und diese habe schließlich beschlossen, mit der Kleinen zu mir zu kommen. Ob das möglich sei? Vielleicht könne das Geistige Heilen ja doch helfen, womöglich sogar die Herz-OP abwenden. Selbstverständlich gab ich ihm einen Termin, worauf er mir dann sein kummervolles Herz ausschüttete: Die Kleine sei so selten fröhlich und durch die Herzschwäche so kraftlos, dass sie im Kindergarten mit den anderen überhaupt nicht spielen könne. Meistens hocke sie allein in der Kuschelecke mit ihrem Stofftier im Arm. Kein Wunder, dass sie keine Freunde habe. Kinder wollten doch rennen und draußen herumtoben, anstatt sich mit einem Mauerblümchen abzugeben. Für die gesamte Familie sei das Ganze ein Drama.

Sechs Mal kam Herrn Boguths kleine Enkeltochter mit ihrer Mutter zu mir. Nach der vierten Heilsitzung fuhr er mit ihr in den Zoo, ein Ausflug, den sie besonders liebte. Normalerweise trug er sie die meiste Zeit auf dem Arm oder sie saß mit hängenden Schultern im Buggy. Jetzt hüpfte sie herum, wollte überhaupt nicht mehr gefahren werden, war fünf Stunden auf den Beinen.
»Und wissen Sie was?«, sagte Herr Boguth zu mir, »die Kleine hat die ganze Zeit einen Kinderkoffer auf Rädern hinter sich her gezogen und das bergab und bergauf!«

Als die Kleine die sechste Sitzung hinter sich hatte, ging es ihr so gut, dass die Herzoperation abgesagt werden konnte.
Das war 2008. Bis heute ist das Mädchen putzmunter, die OP ist noch immer kein Thema.
Man hatte die Kleine auch mit Akupunktur, Homöopathie und Reiki behandelt. Dann kam das amazinGRACE hinzu. War das ihre Rettung? Oder nur Zufall, dass es nach den Heilsitzungen mit ihr rapide

aufwärts ging? Meine Antwort lautet: Bei mir häufen sich die Zufälle. Und ich bin glücklich darüber.

Von Herrn Boguth bekommen wir in San Esprit regelmäßig Besuch. Nein, nicht weil er der Heilung bedarf, sondern um uns, als Dank für seine Genesung, selbst gekelterten Wein und frische, von ihm gefangene Fische zu bringen. Außerdem hat er uns unzählige Klienten mit den unterschiedlichsten Beschwerden und Krankheitssymptomen geschickt, damit wir uns ihrer annehmen.

Wenn ich erlebe, wie er und viele andere, die unsere Klinik aufsuchen, von ihren Schmerzen, häufig sogar von schwerer Krankheit befreit werden, und wenn ich sehe, wie sie wieder durchstarten und sich ihres Lebens freuen – dann wandern meine Gedanken oftmals wieder zu Günter. Wäre eine Rettung möglich gewesen, wenn ich seinerzeit bereits zum Geistigen Heilen gefunden hätte? Wäre er heute noch am Leben, wenn ich damals schon die Ausbildung absolviert und alles unternommen hätte, um seine Kraftreserven zu mobilisieren? Seinen Lebensfunken neu zu entzünden?

In solchen Augenblicken überkommt mich eine unbestimmte Traurigkeit, es steigen Bilder aus der Vergangenheit in mir hoch, Erinnerungsfetzen, an denen ich mich liebevoll festhalten kann: Die Begeisterung, mit der er zum Segeln loszog, sein verschmitzter Humor, sein übermütiges Lachen, seine Arme zart um die Schultern der geliebten Tochter gelegt. Ich sehe uns auch in Indien – wir fahren in einem Boot über einen braunen Fluss, aalen uns an Deck in der Sonne, dicht neben uns Berge gigantischer Bananenstauden und Kisten voller Obst. Wir genießen unser Leben und schmieden freudig die nächsten Reisepläne.

Ob ich ihn wirklich hätte heilen können? Hätte er selbst an seine Genesung geglaubt und sie angenommen? Nicht jeder ist dazu fähig. Diese Erfahrung mache ich leider immer wieder.

Sturz aus den Wolken

Du kannst dein Leben nicht verlängern, und du kannst es auch nicht verbreitern, aber du kannst es vertiefen!
Khalil Gibran

Es kommt immer wieder vor, da ich jedoch nichts dagegen tun kann, muss ich es akzeptieren. Dennoch berührt es mich jedes Mal: Es erscheinen Klienten bei uns, die bereits nach einer oder auch nach mehreren Heilsitzungen eine deutliche Verbesserung ihres Zustands erleben – und dann trotzdem nicht weitermachen. Vielleicht glauben sie nicht wirklich an die Möglichkeit der Heilung. Ja, sie sehen und fühlen den Heilerfolg, sind glücklich darüber – die Schmerzen haben nachgelassen, die Krankheitssymptome schwinden, sie können Dinge tun, Unternehmungen meistern, die vorher undenkbar schienen – und dennoch: Sie brechen die Heilsitzungen ab. Sie entziehen sich, kommen nicht wieder und häufig hören wir überhaupt nichts mehr von ihnen. Ich bedaure das sehr – nicht, weil ich Klienten halten will, ich respektiere ihre Entscheidungen. Es geht vielmehr darum, dass ich als Heilerin heilen möchte, dass mir die Genesung meiner Klienten unendlich wichtig ist. Dafür setze ich meine Heilkraft ein, ich möchte sie ganz und gar ausschöpfen und den Weg bis zu Ende gehen. Nicht für mich, für meine Klienten.

Wiederholt wandern meine Gedanken zu einem Klienten, Herrn Faltermeier, der an ALS erkrankt war, einer als unheilbar geltenden, heimtückischen Muskelkrankheit. Die Muskelschwäche dehnt sich mit der Zeit im gesamten Körper aus, tägliche Handgriffe und Verrichtungen fallen immer schwerer, auch das Gehen bereitet zunehmend Mühe. Bald kann der Erkrankte nur noch unter erheblicher Anstrengung seinen Alltag bewältigen, irgendwann geht nichts mehr – er braucht Hilfe beim Ankleiden, Kämmen, Knöpfe schließen, Schuhe anziehen. Irgendwann versagt die gesamte Muskulatur ihren Dienst, der Mensch kann auch nicht mehr atmen. Der Tod tritt dann oft durch Ersticken ein.

Als Herr Faltermeier mit seiner Ehefrau für einen stationären Aufenthalt in unsere Klinik kam, quälte er sich die Treppe hoch, hielt sich krampfhaft am Geländer fest und musste von seiner Frau angeschoben werden. Ohne Krücken konnte er gar nicht mehr gehen und vielfach musste er bereits einen Rollstuhl benutzen. Bei seiner Ankunft war er nach den ersten Stufen schon so erschöpft, dass wir kurzerhand beschlossen, die erste Heilsitzung im Erdgeschoss vorzunehmen. Die Treppe in den ersten Stock, wo sein Zimmer lag, wollten wir ihm jetzt noch nicht zumuten. Vielleicht würde er sie ja nach der ersten Heilsitzung besser bewältigen.

Langsam betrat er den Raum, den ich nun für ihn vorgesehen hatte, schleppte sich Schritt für Schritt vorwärts auf seinen zwei Krücken und ließ sich dann erschöpft in einen Stuhl fallen. Die Muskulatur konnte sein Körpergewicht nicht länger halten. Erst nach einer Pause schaffte er es bis zur Liege.
Nach der Heilsitzung bat ich ihn aufzustehen. Die Krücken lagen bereit, er wollte nach ihnen greifen, doch überrascht stellte er fest, dass er ohne jegliche Stütze umhergehen konnte. Anschließend meisterte er die Treppe in den ersten Stock mit nur einer einzigen Krücke, niemand musste ihn halten oder schieben.

Auf einem Videofilm konnten wir genau dokumentieren, in welchem Zustand sich unser Klient bei seiner Ankunft befand und wie er sich nach der Heilsitzung selbstständig bewegte. Seine Frau war begeistert und voller Hoffnung: »Bald kann er wieder alles allein machen, er braucht mich gar nicht mehr!«, rief sie scherzhaft. Diese beiden Dokumentationen kann sich übrigens jeder im Internet ansehen.

Herr Faltermeier blieb einige Tage stationär in der Klinik. Nach jeder Heilsitzung konnte er frei laufen. Wir atmeten immer wieder auf und freuten uns alle, doch zu unserer Bestürzung mussten wir feststellen, dass die Fortschritte nicht anhielten. Nach wenigen Stunden fiel der Klient in den alten, kraftlosen Zustand zurück. Jedes Mal von Neuem versuchten wir uns diesen rätselhaften Verlauf zu erklären. Mehrfach betrachtete er die Videos, sah mit eigenen Augen, wie er ohne Hilfe im Zimmer auf- und abging, und sagte dann am Ende mit gedämpfter Stimme:»Ich schaffe es nicht. Mein Verstand ist einfach nicht in der Lage, den Heilerfolg zu begreifen, ich sehe mich auf dem Video laufen, aber es ist im wahrsten Sinne des Wortes tatsächlich unglaublich.«

Ich sehe das so: Menschen identifizieren sich mit ihrer und über ihre Krankheit. Sie verinnerlichen den Krankheitsverlauf und halten sich daran fest. Die Diagnosen und die Dokumentationen eines Krankheitsverlaufes wirken wie festgeschriebene Programme, die sich eisern ins Unterbewusstsein eingraviert haben.

Herr Faltermeier kämpfte zwar mit seinem Geist und Verstand gegen diese Programmierung an, versuchte die starre Konditionierung auch durch positives Denken zu überwinden – doch er verlor diesen Kampf. Er war nicht imstande, die Gesundung als die stärkere Realität in seine Existenz zu übertragen.

Meiner Meinung nach basieren die Krankheitsvorstellungen vieler Menschen auf»falsch Gelerntem«. Ich glaube, dass es in Wirklichkeit weder die Krankheit noch ihren Gegenpart, die Gesundheit, gibt: Wir wachsen mit dem Bild auf, dass Leben gleich Krankheit ist, und weil wir es so erleben und dieses»Wissen« uns leitet, werden wir irgendwann krank.

Zudem sind unsere Krankheiten ein erheblicher Wirtschaftsfaktor. Laut Dr. Harald Wiesendanger, Autor des Werkes»Das Grosse Buch vom Geistigen Heilen« setzt allein die Pharmaindustrie in Deutschland an einem Tag so viel um, wie die Deutsche Bundesbahn in einem Jahr!

Aus meiner Sicht ist»Krankheit« auch ein sehr praktisches Gängelband: Ein Leben lang werden die Menschen gleichsam an eine lange, feste Leine gebunden. Mangelnde Gesundheit sehe ich sogar als politisch relevant an.

Ich habe einmal bei der Bundesregierung angerufen, um mich nach den gesellschaftlichen Konsequenzen der eingeführten Zwangskrankenversicherung zu erkundigen. Ich wollte wissen, was mit einem Menschen geschieht, der sich weigert, die horrenden Pflichtbeiträge zu zahlen, weil er beispielsweise noch nie krank war und überzeugt ist, dass er niemals krank werden wird, oder aber weil er es vorzieht, sich auch finanziell um sich selbst zu kümmern. Die Sachbearbeiterin gab mir die Antwort, dass es absolut unmöglich sei, niemals krank zu werden. Jeder Mensch brauche irgendwann erhebliche, teure, ärztliche Versorgung. Spätestens im Alter wäre es soweit. Würde irgendwann festgestellt, dass sich eine Person weigert, eine Versicherung abzuschließen, würde der Betreffende zwangsangemeldet – entweder bei einer der größten Krankenversicherungen oder aber, falls er in seinem Leben doch einmal versichert war, bei dieser ehemaligen Versicherung. Unbezahlte Beiträge würden dann auf jeden Fall von dieser Versicherung geltend gemacht, notfalls würden seine Konten und Besitztümer gepfändet, um die Beiträge rückwirkend zu begleichen. Menschen mit geringem Einkommen müssten sich zwangsweise über Hartz IV versichern, dürften dann ohne Genehmigung des Sachbearbeiters ihren Wohnort nicht verlassen und würden außerdem dazu gezwungen, jede 1 Euroarbeit anzunehmen. Was mit jenen passiert, die sich weigern, diesen Auflagen nachzukommen, ob sie in Erzwingungshaft genommen werden, das konnte mir zu dem Zeitpunkt niemand sagen.

Soviel zur Ausrichtung unseres Gesellschaftssystems zum Thema Krankheit. Sie wird von dem derzeitigen Gesundheitsminister als zweitgrößter Wirtschaftsfaktor Deutschlands bezeichnet und hat die Automobilindustrie fast schon von ihrem Thron verdrängt.
Auch dieser Umstand nährt meine Überzeugung, dass viele Krankheiten aus fehlerhaften Denk- und Verhaltensweisen entstehen. Wir übernehmen bzw. lernen diese von unseren Vorbildern und geben sie weiter. Dann spricht man immer lauthals von den immensen Kosten!

In Wahrheit handelt es sich allerdings bei diesen Kosten zugleich um den Verdienst Dritter. In Wirklichkeit »kostet« unser Gesundheitssystem nicht Milliarden, durch unser Gesundheitssystem werden vielmehr Milliarden verdient.

Zurück zu dem an ALS erkrankten Herrn Faltermeier: Trotz des offensichtlichen, wenn auch temporären Erfolges entschied er sich dafür, seinen Weg ohne weitere Heilsitzungen zu gehen.

Weshalb entscheiden sich auch manche Menschen, trotz guter Erfahrungen mit Geistigem Heilen, abzubrechen und manchmal ausschließlich für die akademische Medizin? Ich denke, ein Grund ist der, dass viele Menschen unbedingt einer medizinischen »Autorität« Glauben schenken möchten. Sie vertrauen auf die Ärzte im weißen Kittel und ihre Glaubensbekundung lautet: »Die Ärzte haben gesagt, dass,...., also müssen sie recht haben.«
Häufig handelt es sich hierbei um Menschen, die sich der scheinbaren Gewissheit hingeben, dass eine Kapazität – es kann ein Arzt, ein Guru, ein Wahrsager sein – die Wahrheit gepachtet hat und über deren Krankheit Bescheid weiß, sowohl um die Diagnose wie um die Heilungsperspektiven.

Nach meiner Auffassung steht die Überzeugung eines in diesem (Aber)glauben verhafteten Patienten auf der Seite der Krankheit und nicht auf der Seite der Gesundheit. Gewiss, unser ALS-Klient hatte sich bemüht, diese einseitige Festlegung zu kippen, seine Einstellung zu ändern, aber es gelang ihm nicht – es zog ihn immer wieder mit aller Kraft in das Diktat seiner Krankheit. Er konnte sich zwar besser bewegen und viel müheloser gehen, doch diese Realität konnte die Krankheit nicht löschen.

Ich bin immer betroffen, wenn ich sehe, dass sich ein Klient auf die Seite der Krankheit schlägt, anstatt sich mit der Gesundheit zu verbünden. Es ist für mich so, als würde er – bewusst oder unbewusst – einen Pakt mit dem Kranksein schließen, selbst wenn er das Heilergebnis sehen und spüren kann. Er freut sich deutlich erkennbar darüber und trotzdem: Er ist letztlich nicht bereit, den Heilerfolg nachhaltig in sich aufzunehmen. Für manche Menschen ist Krankheit eine programmierte Überzeugung im Kopf.

Manche Klienten wählen auch einen ganz anderen Weg der Verleugnung: Bereits vor der Heilsitzung machen sie zu, verschließen die Augen vor den Ursachen ihrer Beschwerden und weisen jeglichen Hinweis darauf weit und vehement zurück. Was ich ihnen über ihren körperlichen Zustand klar und deutlich aufzeige, streiten sie einfach ab.

Vor einiger Zeit brachte Frau H., die in der Vergangenheit mit Herzbeschwerden zu mir gekommen war, ihre Freundin mit. Die energische junge Frau litt unter starken Kreuzschmerzen und nun bat mich Frau H., ihre Freundin von ihrem Rückenleiden zu befreien.
»Sie können bestimmt etwas für sie tun! Sie haben doch auch mir damals sehr geholfen und mir eine enorme Erleichterung verschafft, erinnern Sie sich noch daran?«, fragte Frau H. und sah mich erwartungsvoll an.

Selbstverständlich erinnerte ich mich an ihren Fall. Frau H. hatte mich seinerzeit aufgesucht, weil ihr Herz durch eine Grippevirusinfektion immer schwächer geworden war, sodass die Gefahr bestanden hatte, dass es komplett aufhörte zu schlagen. Deshalb trug sie einen Herzschrittmacher mit Defibrillator, ein medizinisches Gerät, das durch gezielte Stromstöße Herzrhythmusstörungen und Kammerflimmern beendet. Seit geraumer Zeit wartete sie auf einen Termin für eine Herztransplantation. Irgendwann hatte sich so viel Wasser in der Lunge angesammelt, dass sie nicht mehr liegen konnte. Diese bedauernswerte, zutiefst erschöpfte Frau verbrachte die Nächte also sitzend in ihrem Bett und tat kaum ein Auge zu. Im Liegen hätte sie gar nicht atmen können, denn dann wäre das Wasser in die Atemwege hochgelaufen.

Mir gelang es bei der Heilsitzung, das Wasser auf ein Minimum zu reduzieren, sodass sie sich endlich wieder entspannt in ihrem Bett ausstrecken und durchschlafen konnte. Sie war sogar in der Lage, das

Haus zu verlassen, Freunde zu treffen und U-Bahn zu fahren – also weitgehend am Leben wieder teilzuhaben. Ich hatte ihr helfen können, beruhigt und gestärkt die Zeit zu überbrücken, bis sie ein neues Herz bekam.

Frau H. legte mir nun ihre von Rückenschmerzen geplagte Freundin ans Herz. Als Erstes bat ich diese, vor unseren großen Spiegel zu treten, alle drei betrachteten wir sie darin. Eindeutig konnte Frau H. feststellen, dass das eine Bein ihrer Freundin etwas kürzer war als das andere und dass ihr Becken eine Schiefhaltung aufwies.
»Du hast ja ein total schiefes Becken!«, rief meine ehemalige Herzpatientin aus.
»Was? Das hat mir noch keiner gesagt! Mein Becken ist überhaupt nicht schief!«, fuhr die Freundin sie mit zornig blitzenden Augen an.
»Schau doch, die eine Pobacke hängt tiefer als die andere! Und hier der Beckenknochen auch. Außerdem ist ein Hosenbein länger als das andere.«
»Nein, das hätte mir mein Orthopäde doch längst gesagt!«
Jetzt mischte ich mich ein, hielt der jungen Frau ein Lineal und eine Wasserwaage an die Hüfte und sagte: »Sehen Sie bitte hin, Ihre Hüfte ist wirklich schief.«
»Das stimmt nicht, das lasse ich mir nicht einreden!«
»Hier will Ihnen niemand etwas einreden«, erwiderte ich, »warum sollte ich denn etwas ersinnen, was nicht stimmt? Davon hat niemand etwas und es wäre außerdem unseriös.«

Es nützte nichts, die Dame berief sich immer wieder auf ihren Arzt – auf den Orthopäden, der sie allerdings bis zu jenem Zeitpunkt nicht von ihren jahrelangen Rückenschmerzen hatte befreien können.
Erst als ich ihr in aller Ruhe sagte, sie solle sich doch besser wieder zu ihrem Orthopäden begeben, lenkte sie ein. Vermutlich wurde ihr erst jetzt klar, dass ich sie weder täuschen wollte noch vorhatte, in irgendeiner Form auf sie einzuwirken, um sie so zu einer Heilsitzung zu überreden. Sie murmelte eine Entschuldigung und ich sagte: »Überhaupt kein Problem, es ist alles in Ordnung.« Den Rest der Zeit verbrachten wir plaudernd, sie erzählte mir von zahlreichen Proble-

men und ging dann ohne Heilsitzung wieder davon – und nahm auch alle ihre Probleme wieder mit.

Für mich ist es wirklich in Ordnung, wenn Menschen sich bestimmten Einsichten verschließen und die für mich offenkundige Realität nicht wahrhaben wollen. Ich habe ein so uneingeschränktes Vertrauen in meine Arbeit und bin so überzeugt von der Kraft des Geistigen Heilens, dass ich mich nicht irremachen oder beunruhigen lasse. Schließlich habe ich vielfach erlebt, wie die geistigen Heilmethoden leidgeprüfte Menschen von ihren Schmerzen erlösen und sie in einen neuen, befreiten Zustand heben. Das ist es, was für mich zählt. Ich habe in den letzten Jahren zu einer Haltung gefunden, die der Entscheidungsfreiheit jedes Menschen gerecht wird: Wer sich zu mir begibt, mit dem arbeite ich so lange und intensiv, wie er dazu bereit ist, und so lange, bis eine deutliche Besserung eintritt oder auch die vollkommene Heilung erreicht ist. Manchmal genügt eine einzige Heilsitzung, oft bedarf es mehrerer Sitzungen und eines stationären Aufenthalts in der Klinik San Esprit. Gleichwohl: Wer nicht zu uns findet, wer nicht bereit ist, sich dem Geistigen Heilen anzuvertrauen, oder die begonnenen Heilsitzungen abbricht und nicht mehr wiederkommt – den respektiere ich und achte seine persönliche Entscheidung.

Allerdings muss ich gestehen, dass es mich doch stark berührt und sehr nachdenklich macht, wenn sich ein Klient einer bereits greifbaren Genesung verweigert, die Heilsitzungen einstellt und ich dann erfahre: Der Betroffene hatte einen Rückfall, die Krankheit ist zurückgekehrt und, im schlimmsten Fall: der Klient ist gestorben.

Besonders bestürzt war ich über den traurigen Krankheitsverlauf eines Herrn, der mit einem Krebsleiden zu uns kam. Herr Boguth hatte Herrn H. begeistert von dem Heilerfolg berichtet, den er selbst in San Esprit erfahren hatte, und ihm dringend geraten, zu uns zu kommen. Die Ärzte hatten bei Herrn H. Lungenkrebs, einen Hirntumor und ein Karzinom in der Knochenspitze des linken Schulterblattes diagnostiziert. Seine Schmerzen im Schulterblatt waren so unerträglich, dass er ständig Morphiumpflaster benötigte, um sie auszuhalten. Er musste den Arm in einer Schlinge tragen, da jede Bewegung schmerzte.

Für die von den Ärzten anberaumte Chemotherapie war ein stationärer Aufenthalt im Krankenhaus vorgesehen, doch davor blieben Herrn H. noch zwei Wochen Zeit, die er zu Hause verbrachte. Während dieser vierzehn Tage kam er zu uns in der Hoffnung, unsere geistigen Heilmethoden könnten ihm in irgendeiner Form helfen. Er brachte seine Frau mit, die auch bei den Heilsitzungen anwesend sein sollte.

Außer mir haben auch meine Mutter und eine wahrhaft begnadete Schülerin an diesen Heilsitzungen mitgewirkt.
Meine Mutter ist inzwischen eine erfahrene Heilerin, während sich die Schülerin nach diesem Heilergebnis aus der Heilarbeit zurückzog. Darüber später mehr.

Es ist soweit. Ein wenig unsicher und mit ernsten Gesichtern betreten Herr H. und seine Frau den Raum, bleiben dann mit fragendem, fast ängstlichem Blick vor mir stehen. Dieses Bild ist mir sehr vertraut. Das Gefühl der Verzagtheit bei neuen Klienten kenne ich gut, ich sehe ihre Anspannung, spüre ihre Zweifel, aber auch ihre hoffnungsvolle Erwartungshaltung.

Herzlich begrüßen wir die beiden, dann bitte ich Herrn H., sich auf der Liege auszustrecken. Mit schmerzverzerrtem Gesicht zieht er seinen linken Arm aus der Schlinge, legt sich behutsam hin und sucht den Blick seiner Frau. Sie nickt ihm aufmunternd zu und lächelt angestrengt. Sie ist sichtlich nervös, aber bemüht, ihre Sorge zu kaschieren.

Herr H. weiß nicht, an welcher Stelle sich die Tumore in der Lunge und im Kopf befinden. Daher teste ich als Erstes mit der Wünschelrute aus, wo die Tumore sein könnten, und sende die Energien dorthin, wo ich die Geschwulste vermute.
Anschließend legt die Schülerin ihre rechte Hand ganz vorsichtig und behutsam unter sein Schulterblatt unter das Karzinom und die linke über seine Brust, in Höhe des Karzinoms. Meine Mutter platziert ihre Hände auf seiner Lunge und ich arbeite an seinem Kopf.

Obwohl Herr H. aufgrund seiner starken Schmerzen Mühe hat, über einen längeren Zeitraum auf dem Rücken zu liegen, beißt er die Zähne zusammen und hält durch, tapfer und ohne zu klagen.

Nach ca. 20 Minuten reißt die Schülerin plötzlich die Augen auf und sagt erstaunt: »Oh, das fühlt sich auf einmal ganz anders an, da bewegt sich was, ich spüre, dass die Schulter runterkommt!«

Und Herr H. ruft aus: »Was ist das denn, ich hab' ja gar keine Schmerzen mehr!«

Mit viel Kraft drückt er seine linke Schulter gegen ihre Hand.

»Ich kann die Geschwulst überhaupt nicht mehr fühlen«, stellt sie überrascht fest. Dann nimmt sie ihre Hand weg, Herr H. drückt die linke Schulter noch fester auf die Liege, die ja wesentlich härter ist als eine weiche Hand, und bemerkt: »Es tut mir wirklich nichts mehr weh!« Mit Schwung bewegt er seinen Arm und die Schulter, knallt sie geradezu auf die Liege und verkündet immer wieder: »Es tut nicht mehr weh! Es tut nicht mehr weh!«

»Das kann doch gar nicht sein!«, bricht es aus seiner Frau heraus.

»Das muss dir doch weh tun!«, ruft sie atemlos und sehr aufgeregt.

»Nein, nein, da tut gar nichts mehr weh!«, sagt Herr H., und zum ersten Mal huscht ein glückliches Lächeln über sein Gesicht.

Ich bitte ihn aufzustehen und fordere ihn auf, seinen Arm so kraftvoll wie möglich hin und her zu schwenken. Der gerade noch schmerzgeplagte Mann, der jede Bewegung ängstlich vermieden hatte, steht jetzt vollkommen entspannt vor uns und bewegt den beschädigten Arm frei und problemlos.

»Los, drück mal da drauf!«, ermuntert er seine Frau, doch sie traut sich nicht.

»Na los! Drück mal da drauf, es tut nicht mehr weh!«, wiederholt er und ergreift ihre Hand. »Na los!«

Ängstlich streicht sie ganz sanft über die Stelle, wo die Geschwulst war. Dann hebt sie den Kopf, richtet ihre weit aufgerissenen Augen zuerst auf mich, dann auf die Schülerin und meine Mutter, holt tief Luft und sagt mit Grabesstimme: »Es ist nicht mehr da!«

Herr H. ist so euphorisch, dass er seine Frau drängt, doch fester, nein, noch viel fester auf die besagte Stelle zu drücken, um dann immer wieder auszurufen: »Es ist nicht mehr da! Es tut nicht mehr weh!« Zum Schluss drückt sie so fest, dass sie ihren Mann regelrecht wegschiebt.

Auch meine zwei Mitheilerinnen und ich können diesen unglaublichen Heilerfolg, diese unbeschreibliche Verwandlung kaum fassen. Die Schülerin ist ganz blass, so überwältigt ist sie. Herr H. ist überglücklich, so voller Hoffnung und Energie wie seit Jahren nicht mehr. Ich habe das Gefühl, er würde am liebsten sämtliche Bäume in unserem Garten ausreißen. Trotzdem überkommen ihn plötzlich Zweifel. Ist das Ganze nicht doch eine Illusion? Er ist hin und her gerissen zwischen seiner überschäumenden Freude und dem bangen Gefühl: Es ist zu schön, um wahr zu sein!
Seiner Frau fällt es dann aber doch äußerst schwer, weiter mitzuziehen und ihren hoffnungsfrohen Mann zu bestärken: »Der Tumor kann gar nicht weg sein. Das ist doch unmöglich!«, zischt sie geradezu erbost.

Nach mehreren Besuchen bei uns San Esprit, ist Herr H. heiter und schmerzfrei. Wir hatten bei ihm ausschließlich mit Handauflegen gearbeitet und auch wir waren sehr glücklich über den Heilerfolg.
Etwa eine halbe Woche später erhielt ich einen Anruf von Herrn Boguth.
»Frau Müller!«, rief er aufgeregt in sein Telefon. »Wenn Sie wüssten, was ich gerade gesehen habe! Stellen Sie sich vor, mein Nachbar, der Herr H., schneidet im Garten seine Hecke mit der Motorsäge. Eigenhändig! Letzte Woche hatte er den Arm noch in der Schlinge und jetzt das! Es ist nicht zu glauben, es ist der Wahnsinn!«
Ich freute mich mit ihm, es war wirklich unfassbar.
Unsere wahrhaft begabte Schülerin und Mitwirkende war von diesem Heilergebnis so nachhaltig beeindruckt, dass sie, trotz aller Freude, in einen inneren Konflikt geriet: Sie konnte nicht akzeptieren, dass gerade sie einen so schnellen Heilerfolg bei einer derartig fatalen, lebensbedrohlichen Krankheit – Krebs, dem Schreckgespenst der Mensch-

heit – erzielt hatte. Sie zog sich von ihrer Arbeit als Heilerin zurück. Nicht von ungefähr dauert die Ausbildung in der École San Esprit zwei Jahre. Diese Zeitspanne ist notwendig, um sich an die tiefgehenden Erfolge heranzutasten und zu gewöhnen. Der innere Selbstwert muss wachsen können, damit so im Gegenzug das Gefühl von Minderwert sachte abnehmen kann.

Der Termin für den stationären Aufenthalt von Herrn H. im Krankenhaus rückte näher. Ich schlug ihm bei seinem letzten ambulanten Besuch bei uns daher vor, medizinisch klären zu lassen, ob der Hirntumor überhaupt noch vorhanden war. Da mir die besonders kritische Haltung vieler Ärzte gegenüber den geistigen Heilmethoden bekannt ist, riet ich Herrn H. zu behaupten, er sei in Lourdes gewesen. Seit dem Besuch in dem Wallfahrtsort seien die Schmerzen am Schulterblatt verschwunden und nun wolle er untersuchen lassen, ob bei den anderen Tumoren vielleicht auch eine Besserung eingetreten sei.

»Das ist eine sehr gute Idee«, meinte Herr H. zustimmend.
»Bevor ich mir den Hirntumor, der vielleicht gar nicht mehr da ist, mit Strahlen beschießen lasse, erzähle ich ihnen genau diese Geschichte.«

Wenig später erhielt ich von Herrn H. einen freudigen Anruf aus dem Krankenhaus: Der Tumor unter dem Schulterblatt sei komplett weg und der Knochen, der vom Krebs zerfressen gewesen ist, habe sich vollkommen wieder aufgebaut! Die Ärzte seien sehr zufrieden mit dem Ergebnis.

Ich bedankte mich für den Anruf und die positive Nachricht, doch insgeheim wunderte ich mich über die letzte Aussage: Mit wessen Ergebnis waren die Ärzte denn zufrieden? Doch nicht mit den Resultaten der Schulmedizin, oder?

Danach hörte ich lange nichts mehr von Herrn H. Eines Tages rief er mich jedoch an und bat mich um einen Termin. Als ich ihn sah, erschrak ich innerlich, ließ mir aber nichts anmerken. Herr H. war bestrahlt worden, und damit er während der Bestrahlung den Kopf absolut regungslos hielt, hatte man ihm diesen mit Klammern fixiert. Diese Klammern hatten sich durch die Haut bis auf den Knochen der Stirn gebohrt, nun hatte Herr H. zwei schmerzende kleine Löcher in der Stirnhaut. Er sah bedauernswert aus.

»War denn der Tumor noch da, als Sie bestrahlt wurden?«, erkundigte ich mich bei Herrn H. und seiner Frau, die wieder mitgekommen war. »Ach«, erwiderte er, »die Ärzte haben sich gar nicht auf eine weitere Untersuchung eingelassen. Lourdes hin oder her, der Tumor könne doch nicht einfach so verschwinden, sagten sie. Also musste ich die Prozedur der Bestrahlung über mich ergehen lassen.«

Seine Frau sah mich merkwürdig intensiv an.
»Unglaublich, der Gehirntumor war auf dem alten Röntgenbild genau dort, wo Sie ihn mit der Wünschelrute lokalisiert hatten. Wie geht so was?« fragte sie verwundert und mit Anerkennung in der Stimme, doch dann sagte sie streng:
»Der Tumor muss vor der Bestrahlung auf jeden Fall noch da gewesen sein. Ganz klar, wenn er nach den Sitzungen bei Ihnen verschwunden wäre, dann bräuchten wir ja keine Ärzte mehr!«
Was sollte ich dazu sagen? Nichts!

Herr H. kam noch ein paar Mal zu uns, dann war für ihn der Zeitpunkt gekommen, sich ins Krankenhaus zu begeben. Während des stationären Aufenthalts sollte er nun mit der Chemotherapie beginnen. Herr Boguth versuchte als Freund und Nachbar alles, um ihn davon abzuhalten: »Du hast doch den eindeutigen Beweis, dass das Geistige Heilen tatsächlich heilt. Vielleicht hast du gar keinen Krebs mehr und außerdem weißt du doch selbst, dass das Gift der Chemo dich auch umbringen könnte!«
Herr H. ließ sich aber nicht überzeugen. Er sagte:
»Wir glauben nicht, dass ich geheilt bin. Die Ärzte bestehen auf der Chemotherapie. Meine Frau und ich sind der Meinung, man müsse sich nach der Schulmedizin richten, sonst bräuchte man ja gar keine Ärzte mehr! Außerdem stehen die Termine schon fest, ich muss diesen Schritt jetzt tun.«

Herr Boguth war außer sich vor Enttäuschung, wütend war er auch und zugleich fassungslos, er konnte die Entscheidung von Herrn H. einfach nicht verstehen. Aber was sollte er tun? Herr H. hat das Krankenhaus nicht mehr lebend verlassen.

Erfahrungen wie diese machen mich sehr nachdenklich. Im Fall von Herrn H. durften wir alle ein großes Wunder erleben, eine Spontanheilung ereignete sich vor unseren Augen und unter unseren Händen. Dennoch ist dieser Mann gestorben. Das bedeutet aber nicht, dass ich auch nur im Geringsten an der Heilkraft der Gnade zweifle. Eher glaube ich, dass Herr H. gar nicht an Krebs gestorben ist, sondern an den »Komplikationen«, die sich aus der medizinischen Behandlung des Krebses ergeben haben. Innerhalb von einer Woche, nachdem Herr H. voller Energie seine Hecke mit der Motorsäge geschnitten hatte, konnte der Krebs ihn unmöglich zerfressen haben. So schnell geht das nicht.

Gewiss, er litt an einer tödlichen Krankheit. Gleichwohl wurde in San Esprit ein erkennbarer Heilungsprozess herbeigeführt – und dennoch musste dieser Mensch sterben.
Bedauerlicherweise erleben wir dies bei besonders schweren Erkrankungen sehr oft: Der gesundheitliche Zustand des Klienten verbessert sich zunächst deutlich, er schöpft neue Hoffnung und genießt sein beglückendes Lebensgefühl – doch dem Tod entrinnt er trotzdem nicht. Aus diesem Grund bin ich zu der Annahme gekommen, dass der Zeitpunkt, zu dem ein Mensch aus der Welt geht, wohl in seinem Lebensplan vorgesehen ist. Daran kann auch die Gnade nichts ändern.

Zugleich erlebe ich aber auch, dass der Mensch keineswegs zwangsläufig festgelegt ist und ein hohes Maß an persönlicher Entscheidungs- und Wahlfreiheit besitzt: Die meisten Klienten ergreifen bewusst und mit ganzem Herzen die Chance, bei uns geheilt zu werden, sodass das Wunder einer tiefgreifenden und dauerhaften Heilung tatsächlich geschieht.

Meines Erachtens hat jeder Mensch grundsätzlich die Möglichkeit, selbstständig zu entscheiden: Steigt er in den Zug des Lebens ein oder schlägt er sich auf die Seite der Krankheit. Wenn er den zweiten Weg nimmt, obwohl eine vollkommene Genesung nach den Heilsitzungen möglich ist, dann bin ich immer wieder sprachlos: Warum wählt ein Mensch einen Abweg, wenn es gar nicht sein muss? Wurde er unter Druck gesetzt? Hat man ihm vom Geistigen Heilen abgeraten? Obwohl ich das Schicksal jedes unserer Klienten respektiere und seinen freien Willen achte, fällt es mir sehr schwer zu verstehen, weshalb ein Mensch den Weg, der ihm guttut, verlässt. Alles in mir sträubt sich gegen diese Haltung. Ich kann sie nicht einfach hinnehmen, weil es für mich als Heilerin kein höheres Ziel gibt, als dass meine Klienten gesund werden und am Leben bleiben. Doch vielleicht sollte ich gar nicht erst versuchen, manche mir unerklärlichen Verhaltensweisen zu begreifen. Dazu müsste ich mich ganz und gar in die Menschen und ihre jeweilige Situation hineinversetzen und das ist nicht möglich. Ihre Lage ist nicht die Meine.

Auch mit dem traurigen Krankheitsverlauf einer ebenfalls an Krebs erkrankten Dame musste ich mich notgedrungen abfinden. Mutlos und sehr schwach kam Frau K. in unsere Klinik, wir waren für sie die letzte Hoffnung. Die Ärzte hatten ihr geradeheraus gesagt, dass sie austherapiert sei und man ihr nicht mehr helfen könne. »Machen Sie es sich in den verbleibenden Tagen oder, wenn Sie Glück haben, in Ihren letzten Wochen noch so schön wie möglich!« rieten ihr die Ärzte. Diese Empfehlung mochte gut gemeint sein. Doch wie macht es sich ein Mensch in dieser Lebenssituation schön?

Wir begannen mit den Heilsitzungen, auf die Frau K. besonders gut ansprach. Sie fühlte sich nach einiger Zeit so gestärkt, dass sie sogar ihre Arbeit als Bedienung wieder aufnehmen konnte. Nur der Husten wurde nicht besser, nach meiner Einschätzung hatte sie den Krebs noch nicht überwunden. Mehrere Wochen kam sie regelmäßig zu uns, dann hörte ich merkwürdigerweise überhaupt nichts mehr von ihr. Doch zu meiner Überraschung rief uns eines Tages ihr Ehemann an und bat uns um einen Hausbesuch. Gleich nach unserem Eintreffen werde er uns berichten, was vorgefallen sei.

Was war geschehen? Ich konnte es nicht wissen, aber mich überkam ein sehr ungutes Gefühl. Weshalb rief uns Frau K. nicht selber an? Wieso konnte sie nicht hierherkommen, wie sie es zuvor trotz ihrer schweren Krankheit regelmäßig getan hatte? Selbstverständlich sagte ich den Hausbesuch zu und versprach, alles zu tun, um Frau K. zu helfen. Ahnungsvoll fuhren wir in die Wohnung der Familie. Frau K. lag in einem Krankenhausbett auf einer besonders weichen Matratze, damit ihr das Liegen so wenig Schmerzen wie möglich bereitete. Sie schien nur noch aus Haut und Knochen zu bestehen. Ein erschütternder Anblick.

Was war geschehen? Die behandelnde Ärztin hatte beobachtet, dass es der Dame zunehmend besser ging. Zuvor hatte man der Patientin aufgrund der Unheilbarkeit ihrer Krankheit von einer weiteren Chemo abgeraten. Nun aber war die Ärztin der Meinung, die Patientin habe jetzt genügend Kraft, um doch noch eine weitere Chemo zu verkraften. Auch die Tumormarker waren zurückgegangen. Dies führte die Ärztin auf die vorangegangenen Chemotherapien zurück – auf was denn sonst?! Der Ehemann von Frau K. hatte zwar gebeten, auf eine weitere Chemo zu verzichten, da sich seine Frau in der Vergangenheit danach so elend gefühlt hatte. Doch sie hörte nicht auf ihren Mann, sie vertraute der Schulmedizin mehr als der Heilweise, die ihr bisher geholfen hatte. Sie bestand auf der Chemo.

Insgesamt besuchten wir Frau K. zwei Mal. Sie war dankbar und sehr froh über die Heilsitzungen. Doch bevor wir zum dritten Hausbesuch aufbrechen konnten, erhielten wir die erschütternde Nachricht, dass Frau K. gestorben war.

Wie schon so häufig, stellte ich mir die schwer zu beantwortende Frage: Weshalb war diese Frau, die so deutlich von den ersten Heilsitzungen profitiert hatte, die voller Vitalität und mit neuem Lebensmut ihre Arbeit wieder aufnehmen konnte – wieso war sie auf einmal weggeblieben? Was ging in ihr vor? Hatte sie die positiven, Gesundheit verheißenden Erfahrungen mit den geistigen Heilmethoden doch nicht dauerhaft in sich aufnehmen können?

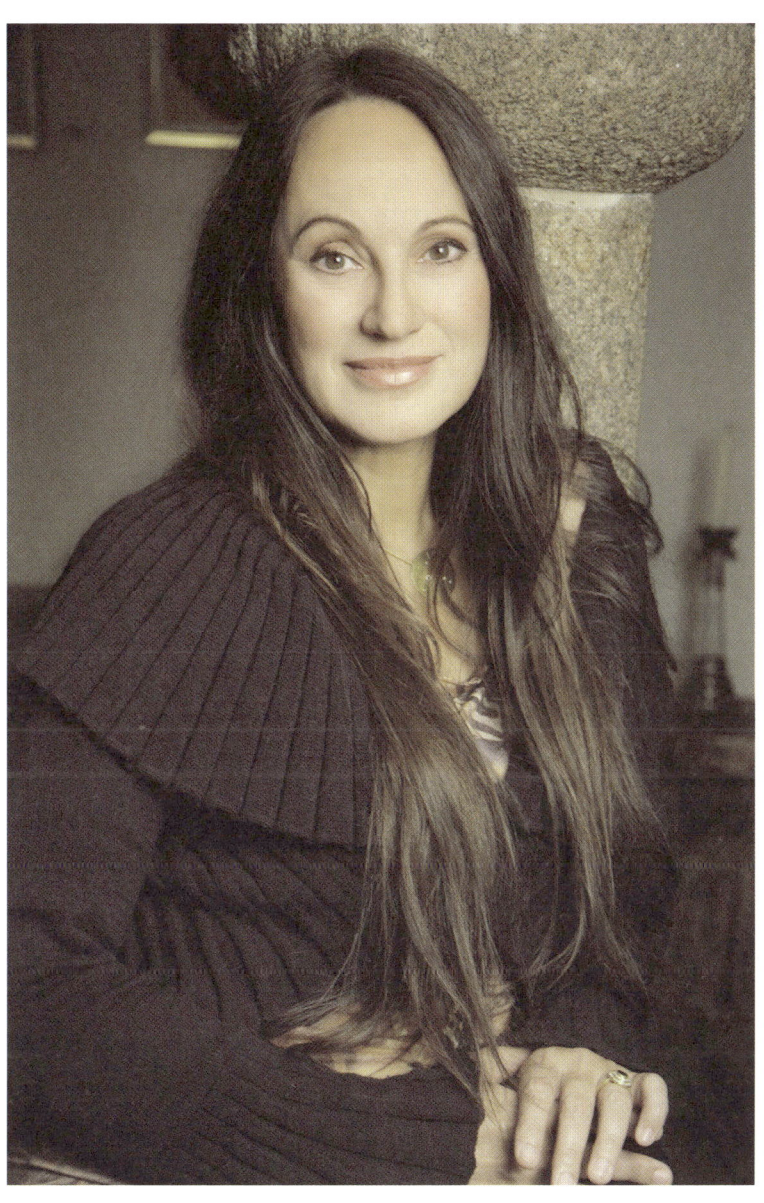

Portrait aufgenommen von Orhidea Briegel

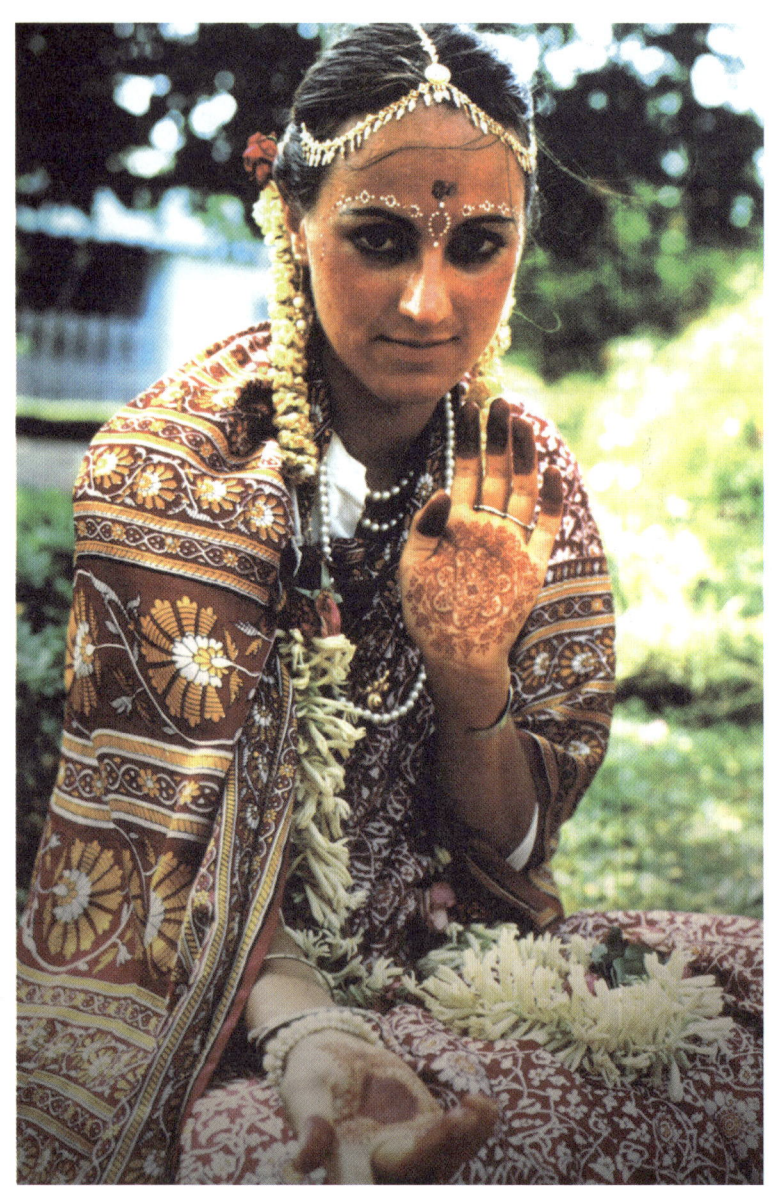

Als Braut bei unserer Hochzeit in Indien

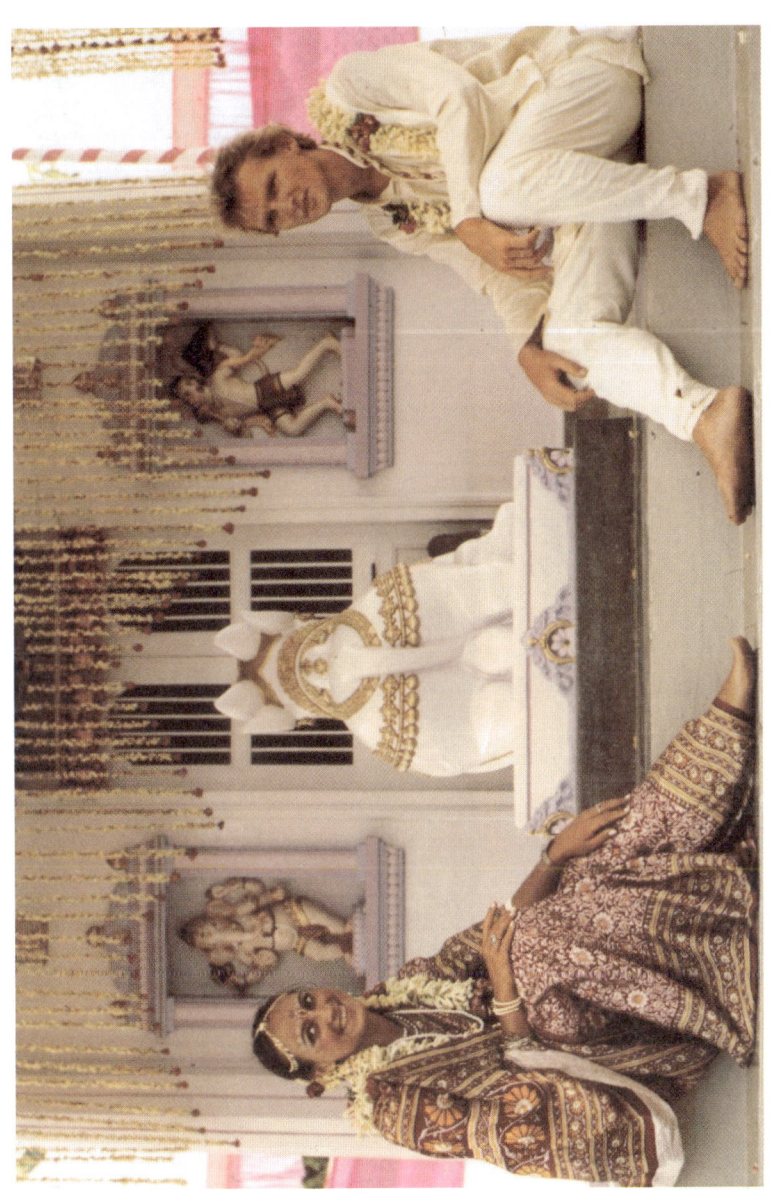

Günter und ich als Hochzeitspaar

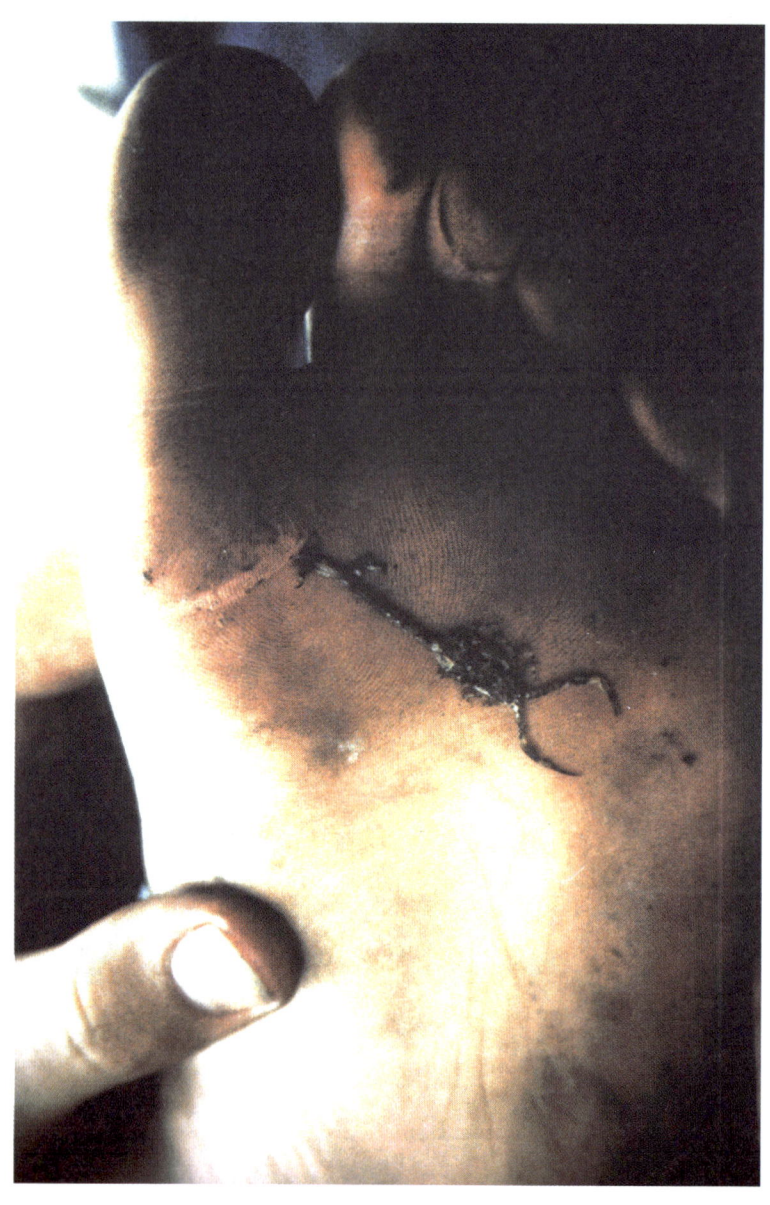

Der legendäre Skorpion unter Günters Fuß

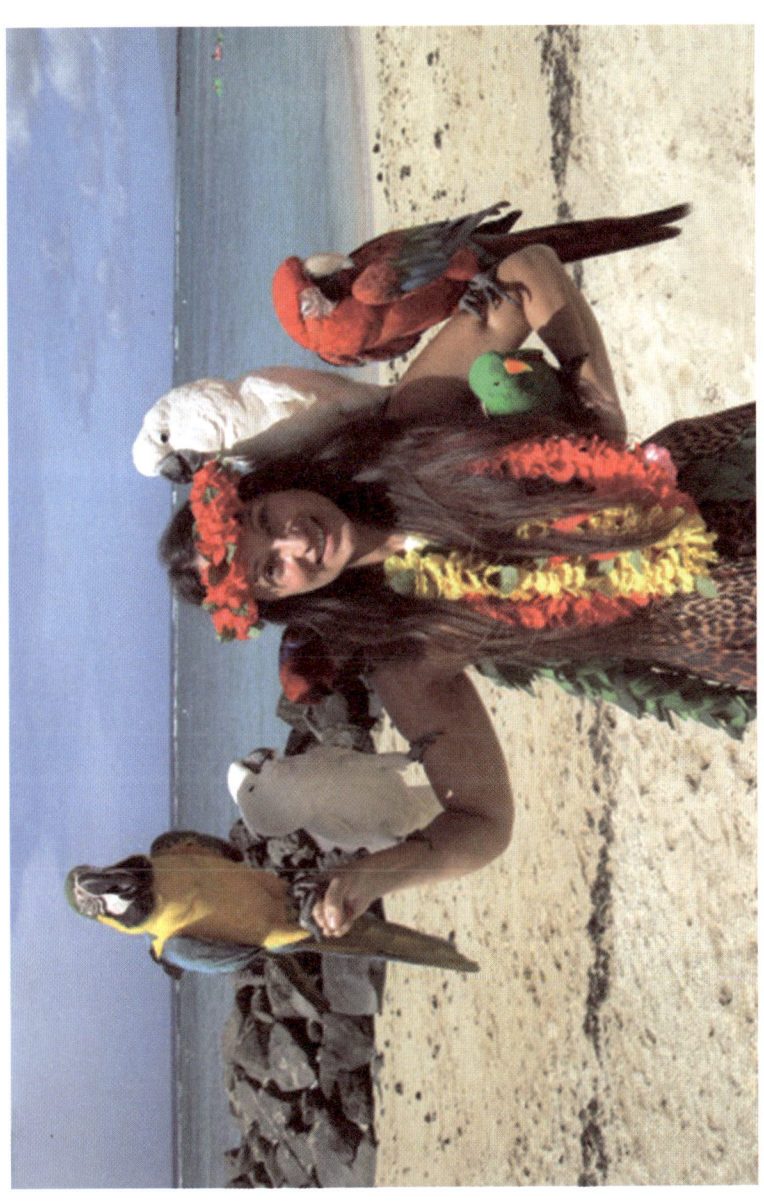

Mein Lieblingsbild aus Hawaii

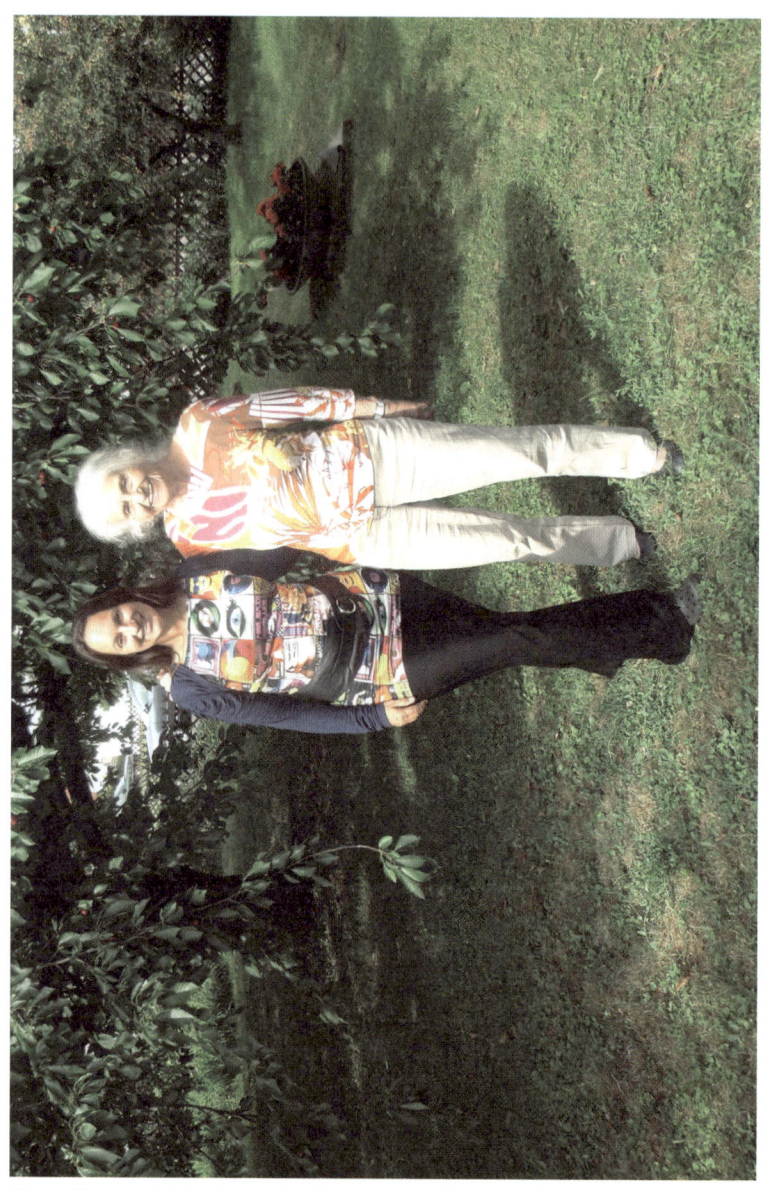

Frau Dr. med Marianne Zylla, meine »Tante Doktor« aus Kelkheim, meiner Heimatstadt, und ich.

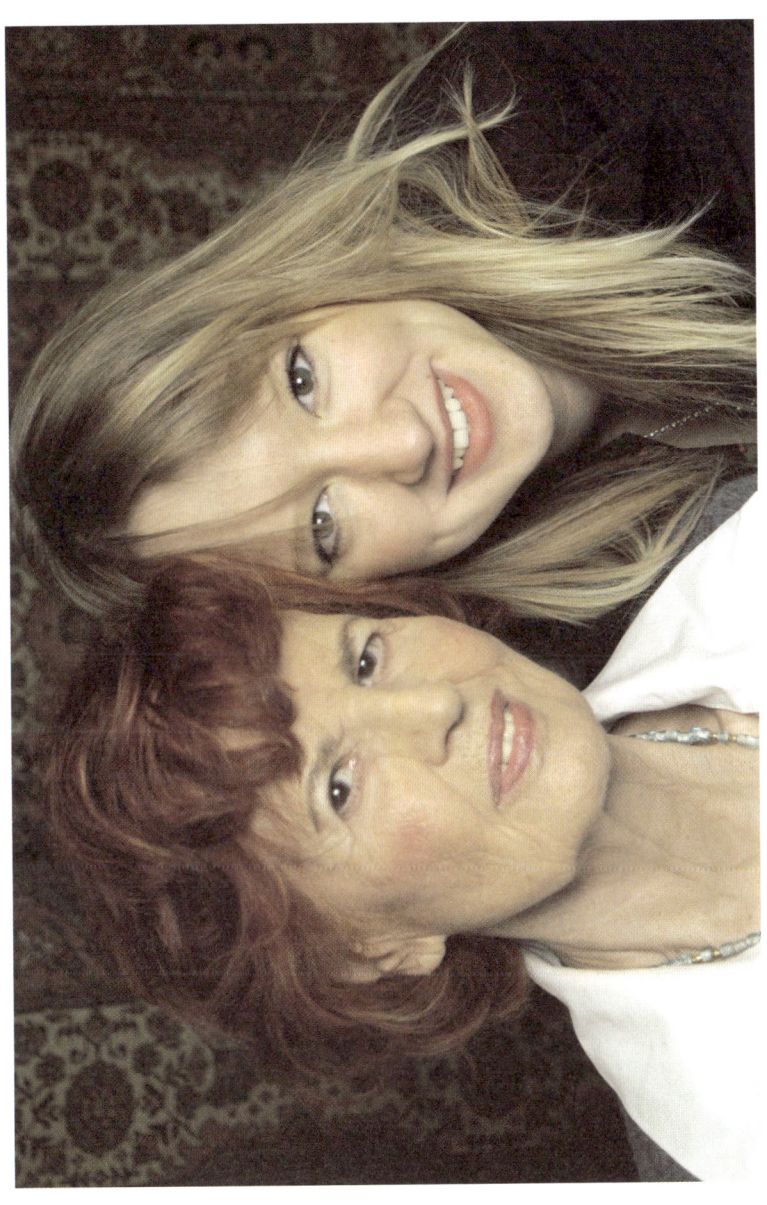

Meine Mutter mit meiner Tochter. Fotographiert von Orhidea Briegel

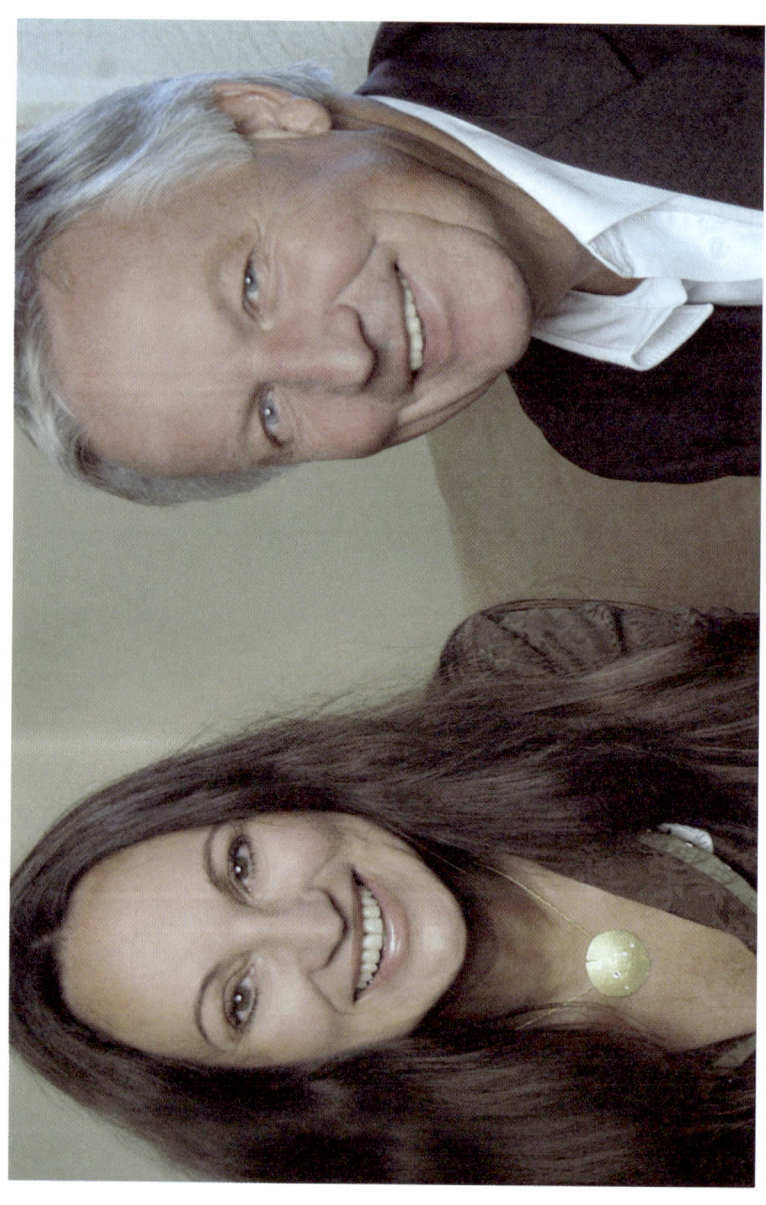

Pfarrer Jürgen Fliege und ich portraitiert von Orhidea Briegel

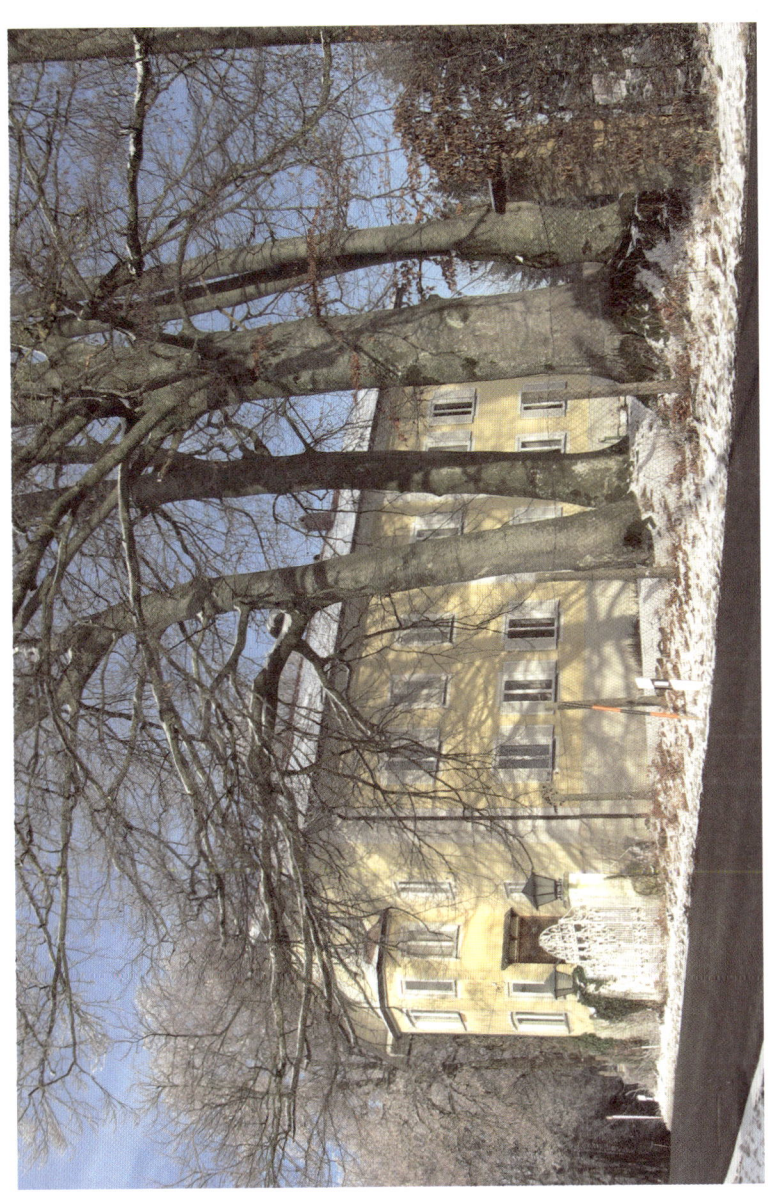

Die Villa San Esprit in Frabertsham

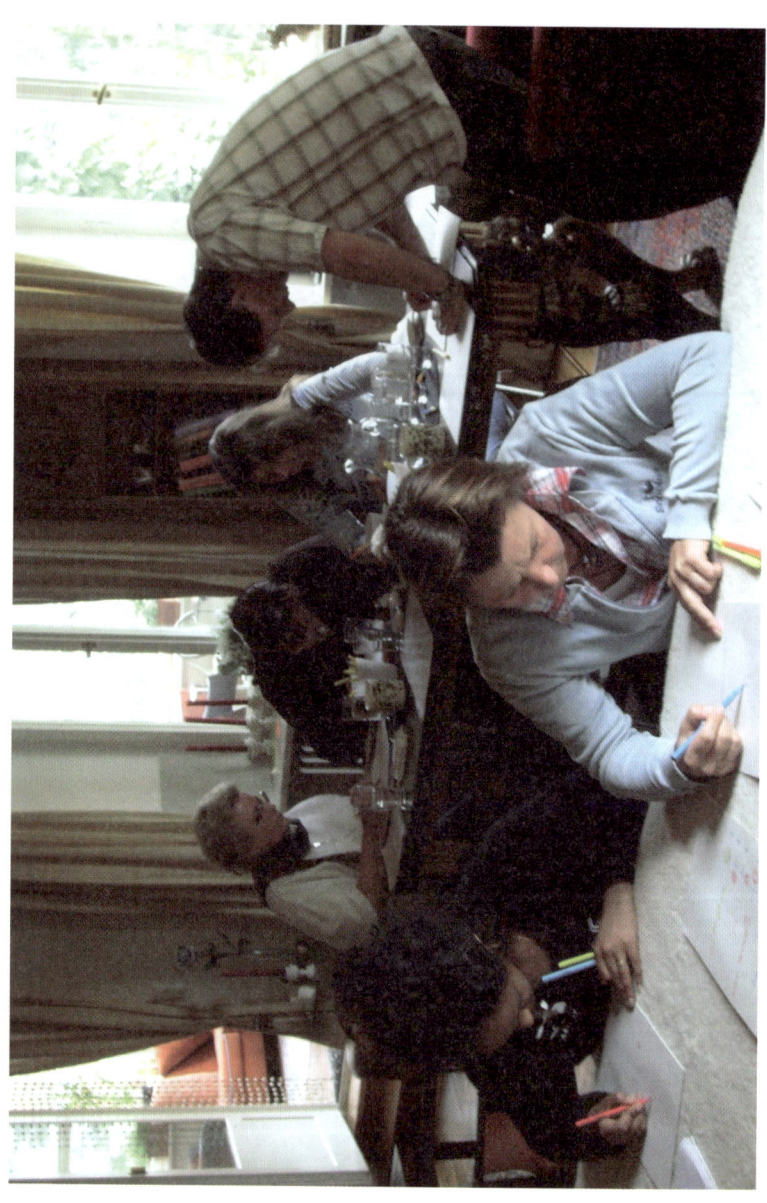

Die ersten Schüler - meine Freunde

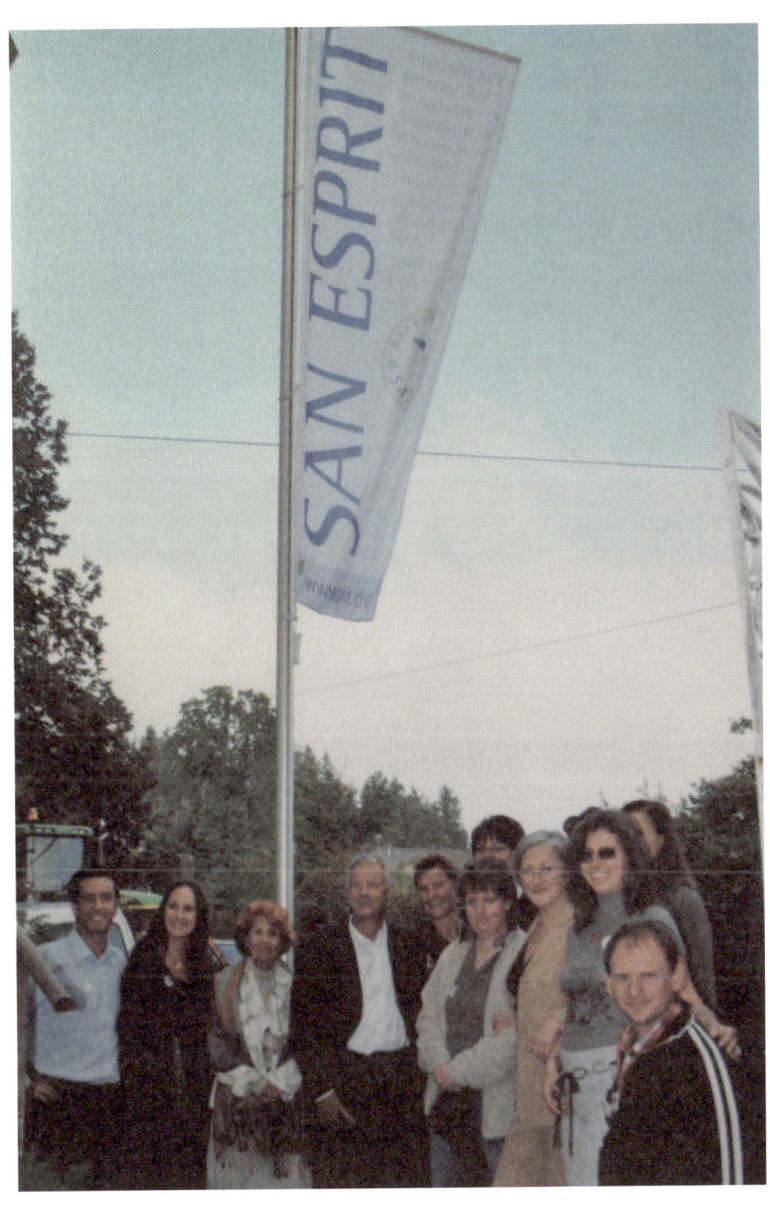

Meine Schüler schenkten San Esprit eine Fahne

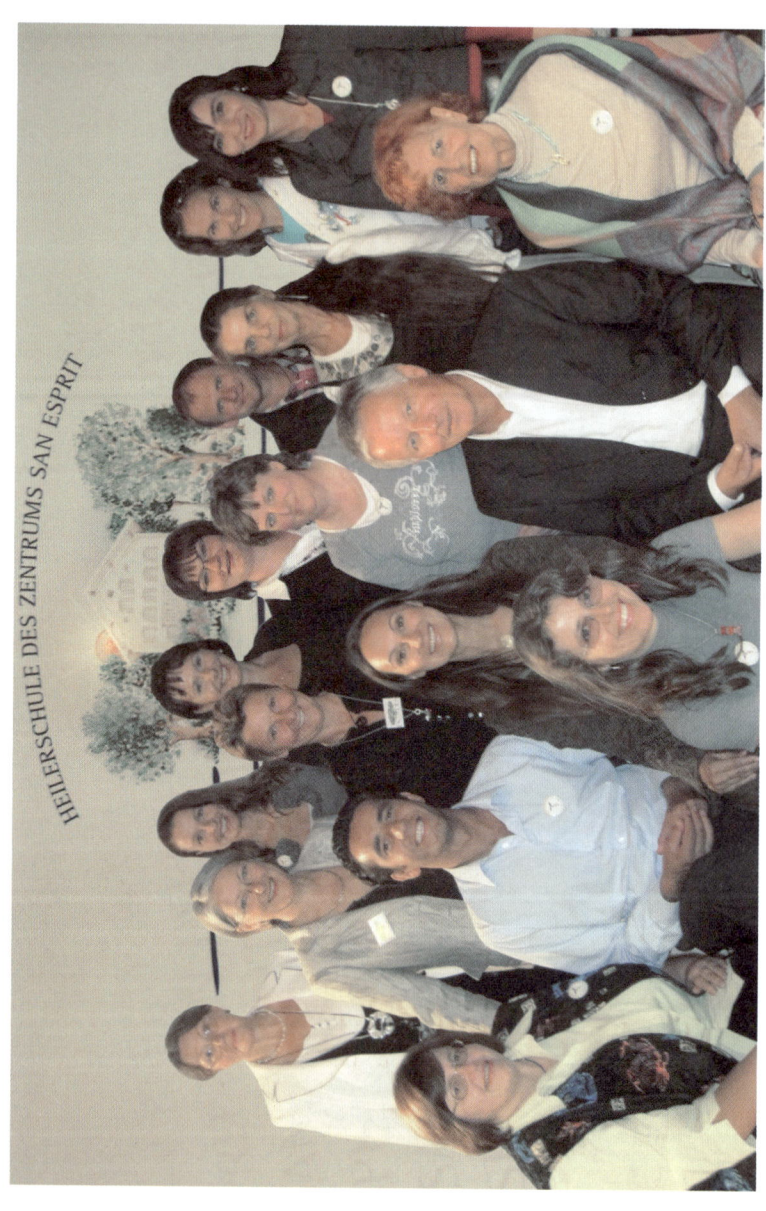

Eine Gruppe amazinGRACE Schüler mit Pfarrer Fliege

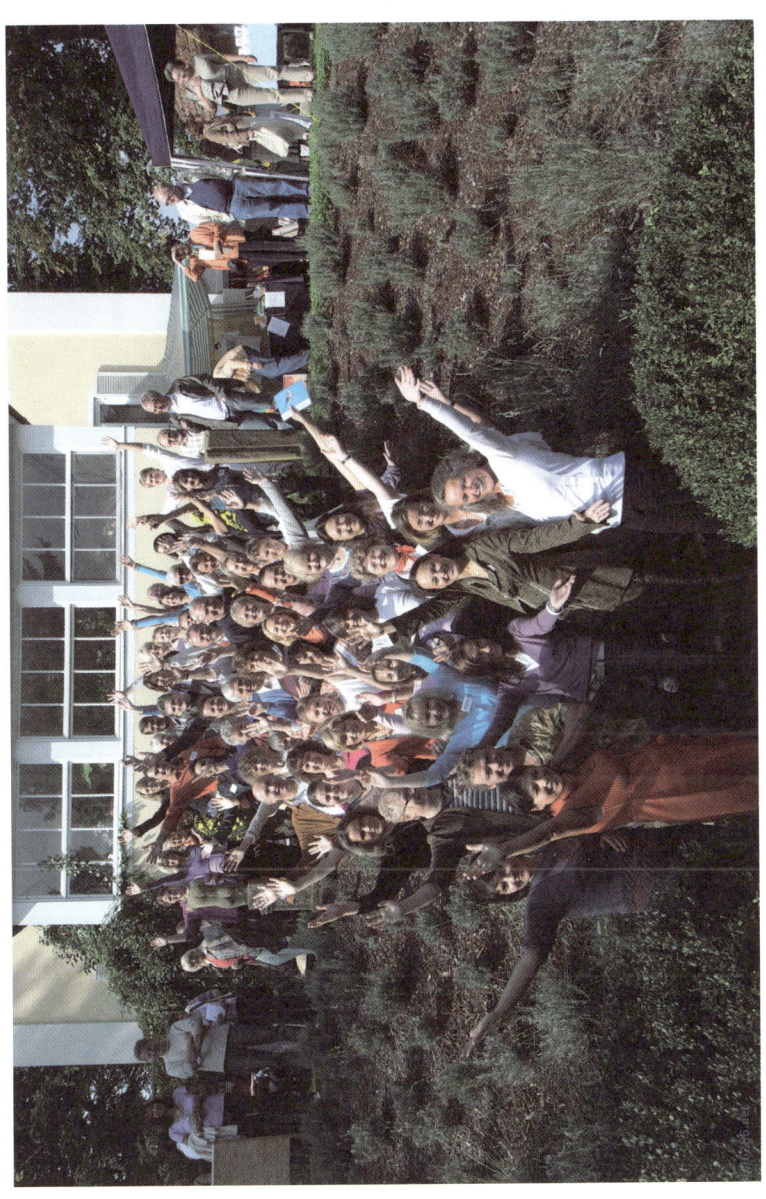

Gruppenbild der Heilertage 2009

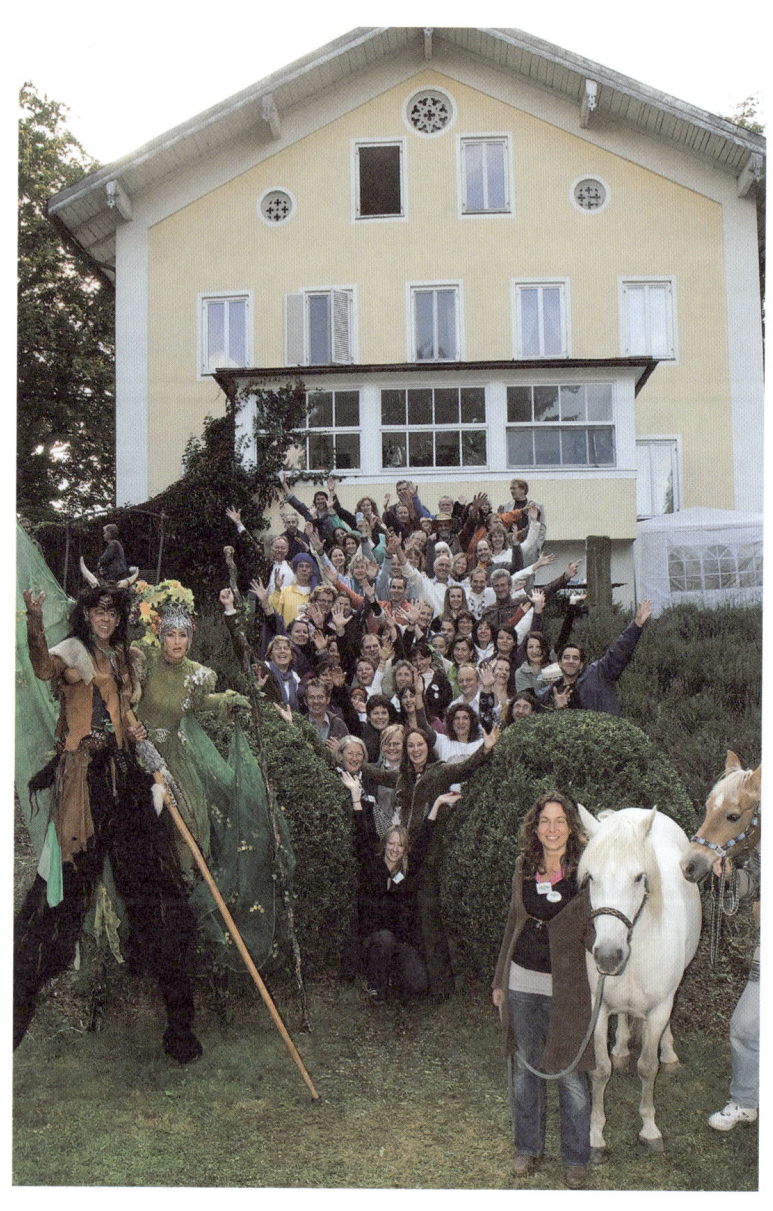

Gruppenbild der Heilertage 2010

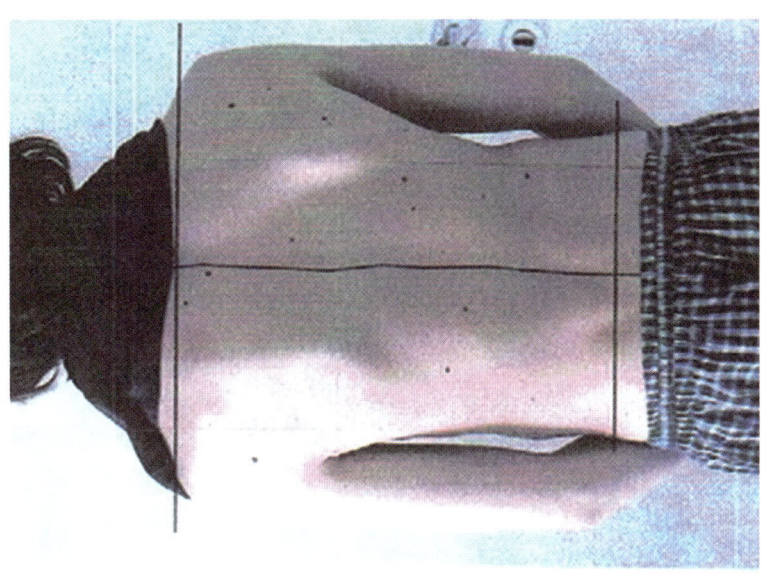

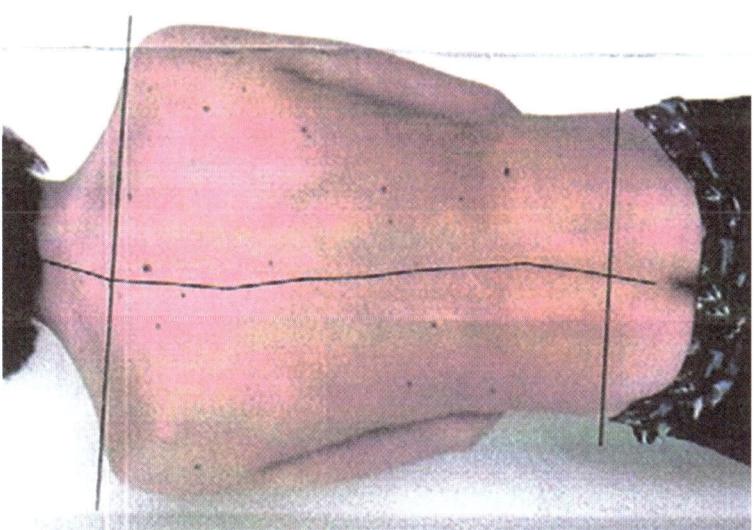

Die Fotos des Jungen dessen Zukunft sich geändert hat. Aufgenommen von seiner Mutter

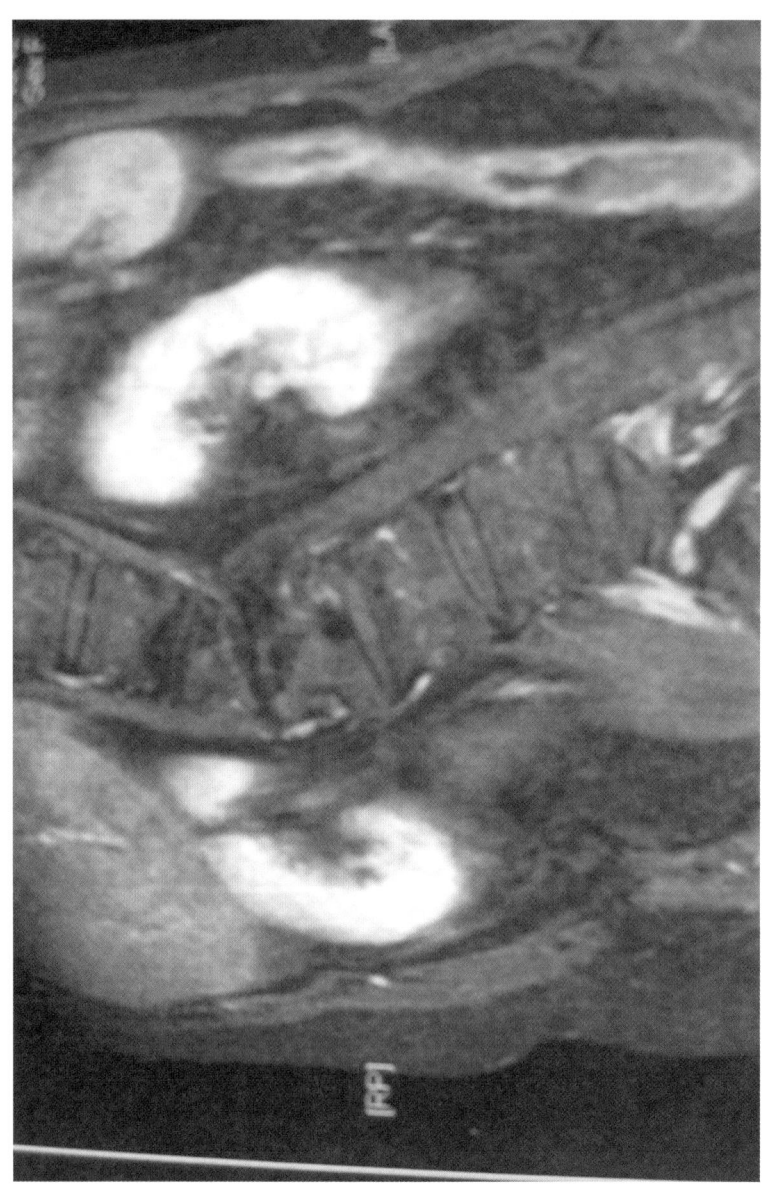

Endlose, unerträgliche Schmerzen mit dieser Skolieose

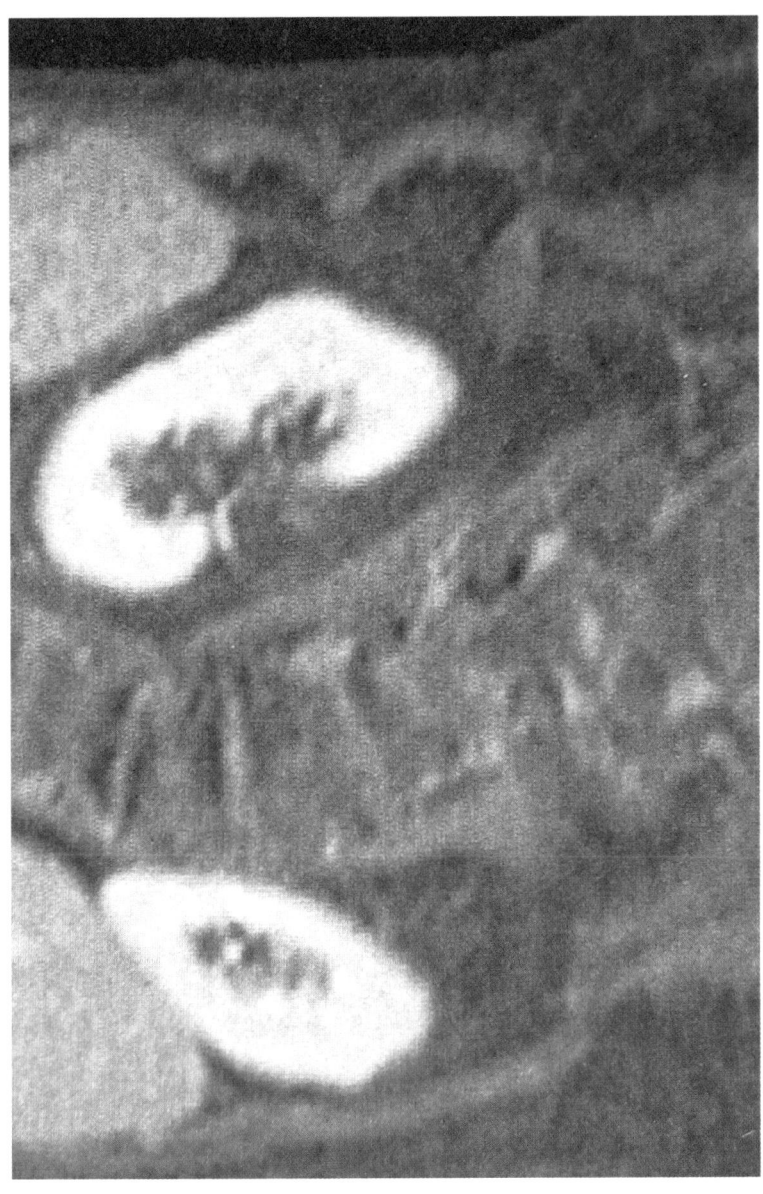

Nach kürzester Zeit streckte sich die Wirbelsäule deutlich

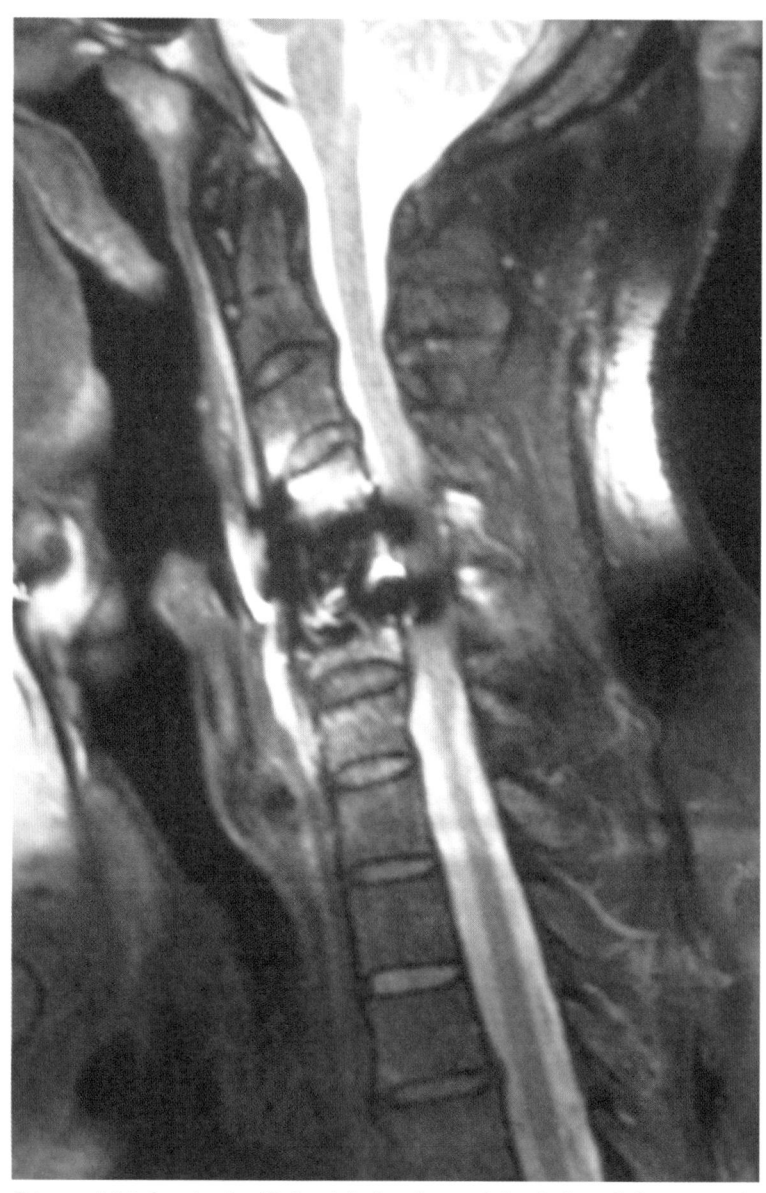

Die zwei Löcher in der Halswirbelsäule sind deutlich sichtbar. Bericht auf www.ecole-san-esprit.de

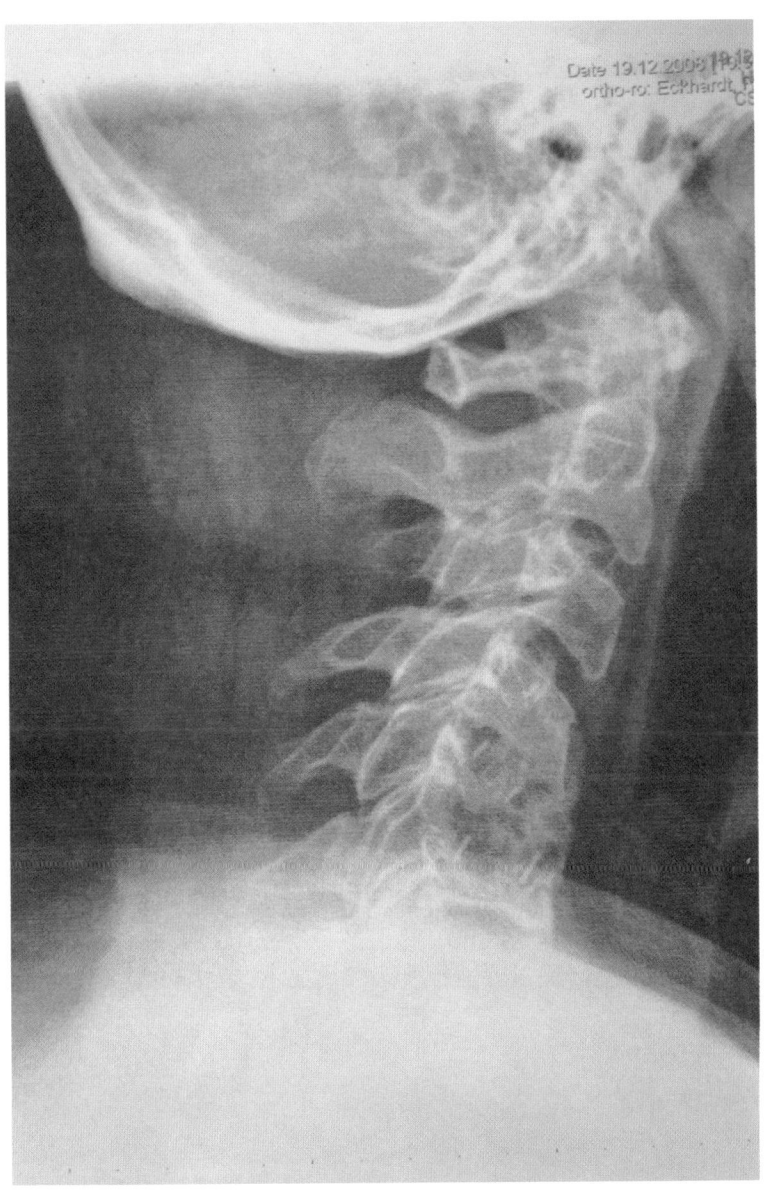

Der Knochenaufbau ist vier Monate später deutlich zu erkennen. Bericht auf www.ecole-san-esprit.de

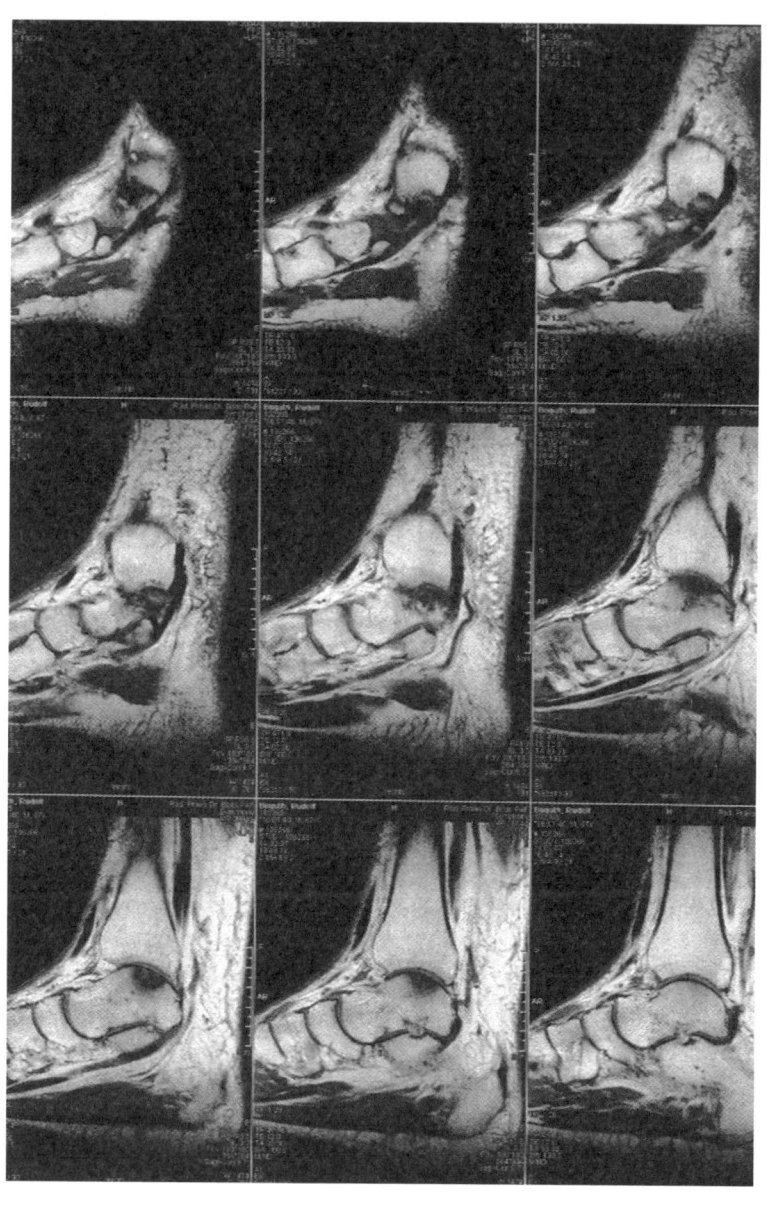

Der Arthrosefuß von Herrn Boguth vor seinen Besuchen bei uns

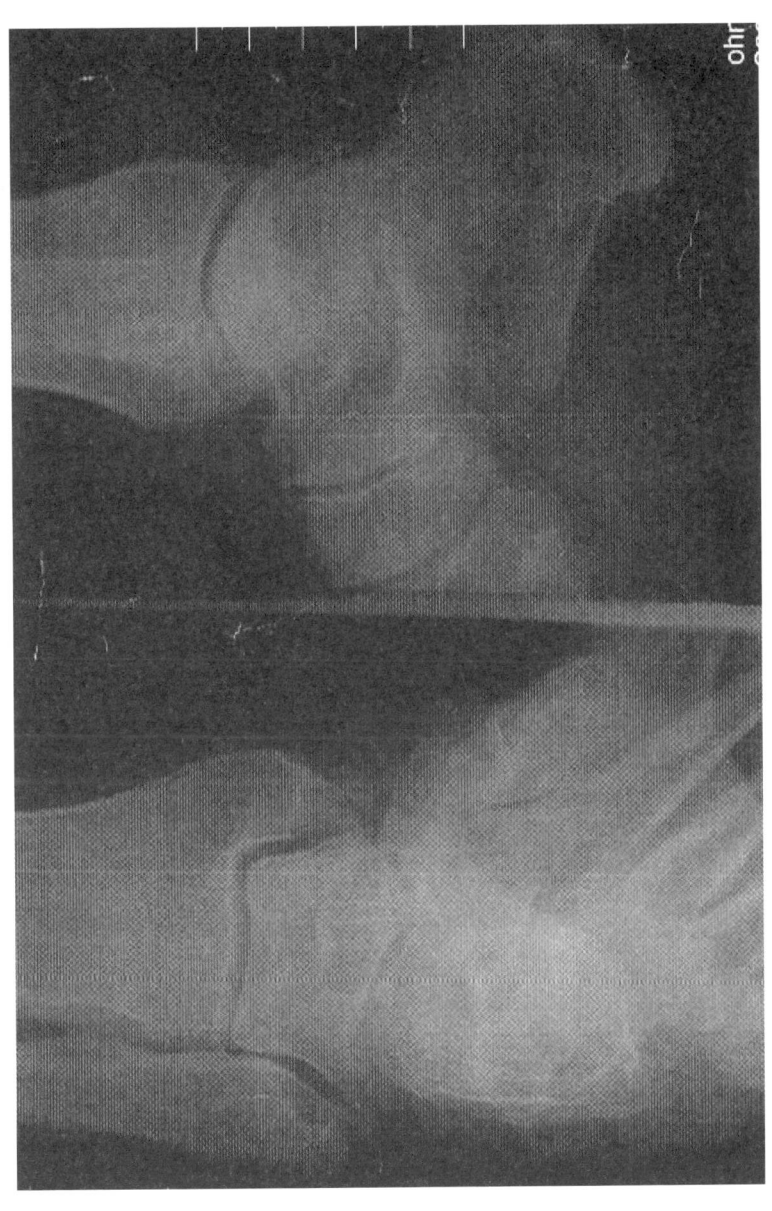

Der wieder gesundgewordene Fuß von Herrn Boguth

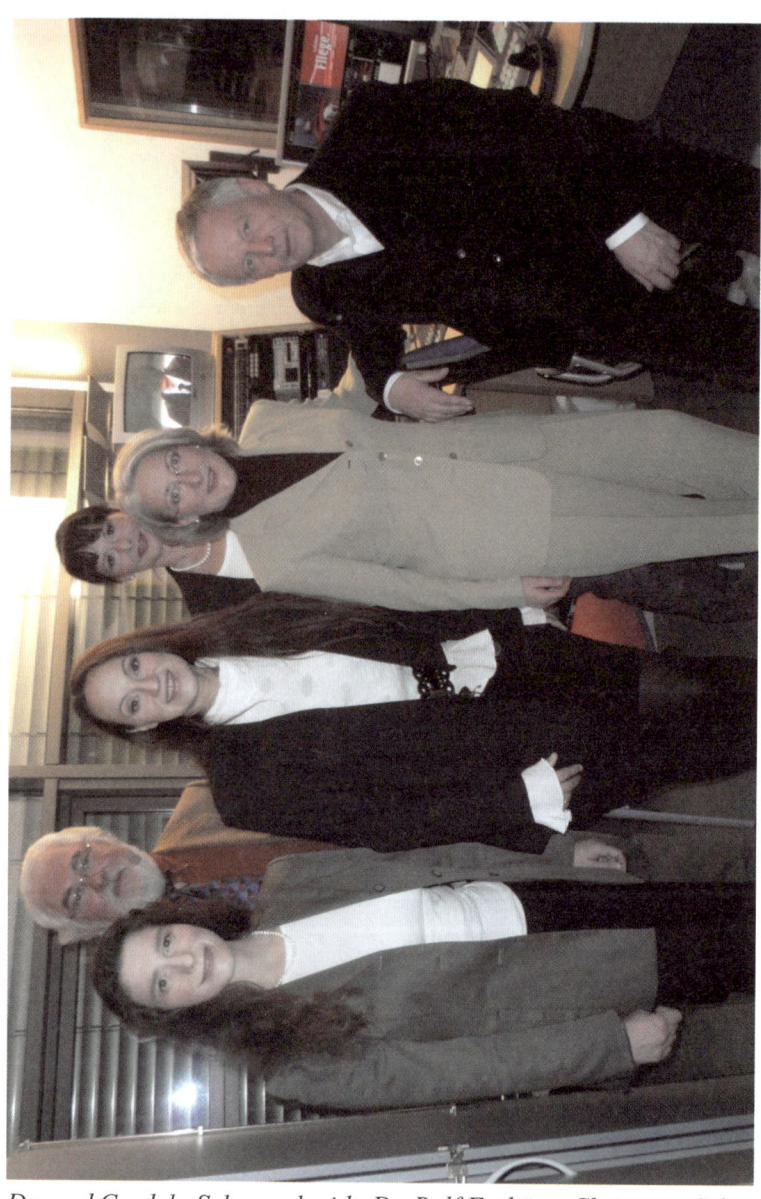

*Dr. med Cordula Schaarschmidt, Dr. Rolf Froböse, Christiane Schö-
nebeck, Annette Müller, Annette Bokpe und Jürgen Fliege*

104

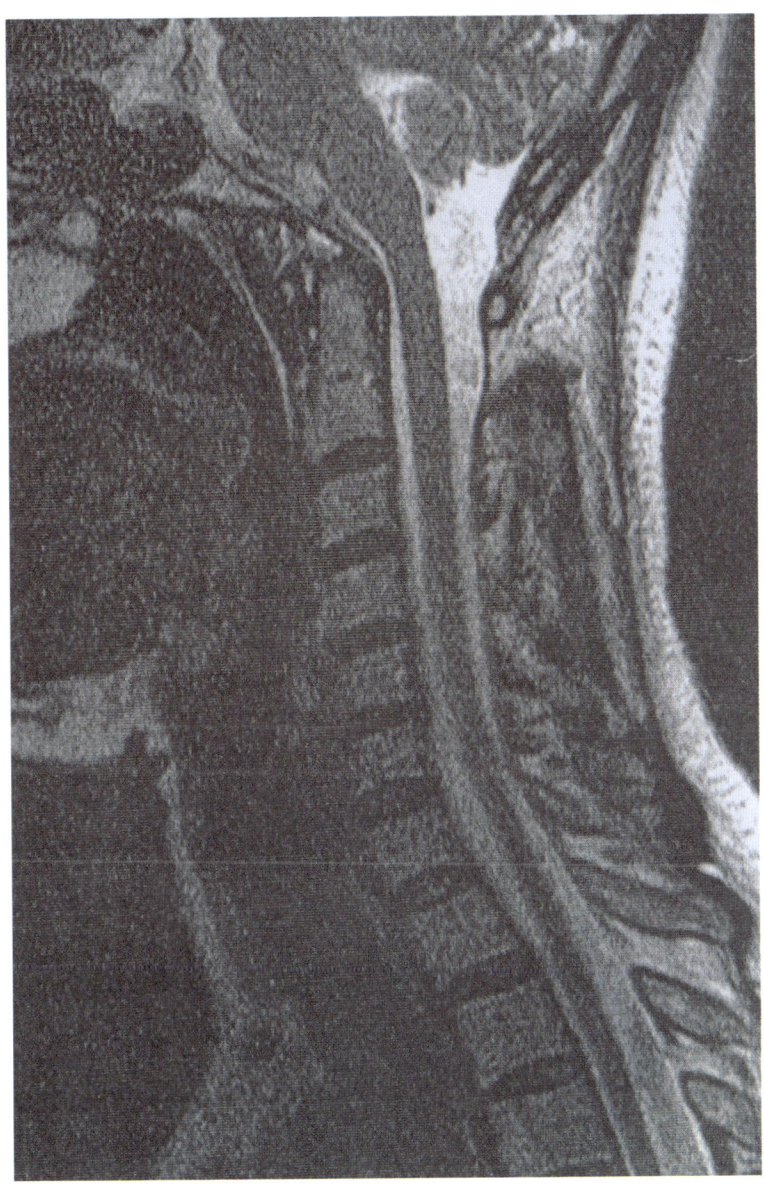

Im Übergang Gehirn zum Rückenmark drückt der Dens deutlich sichtbar auf mein Rückenmark

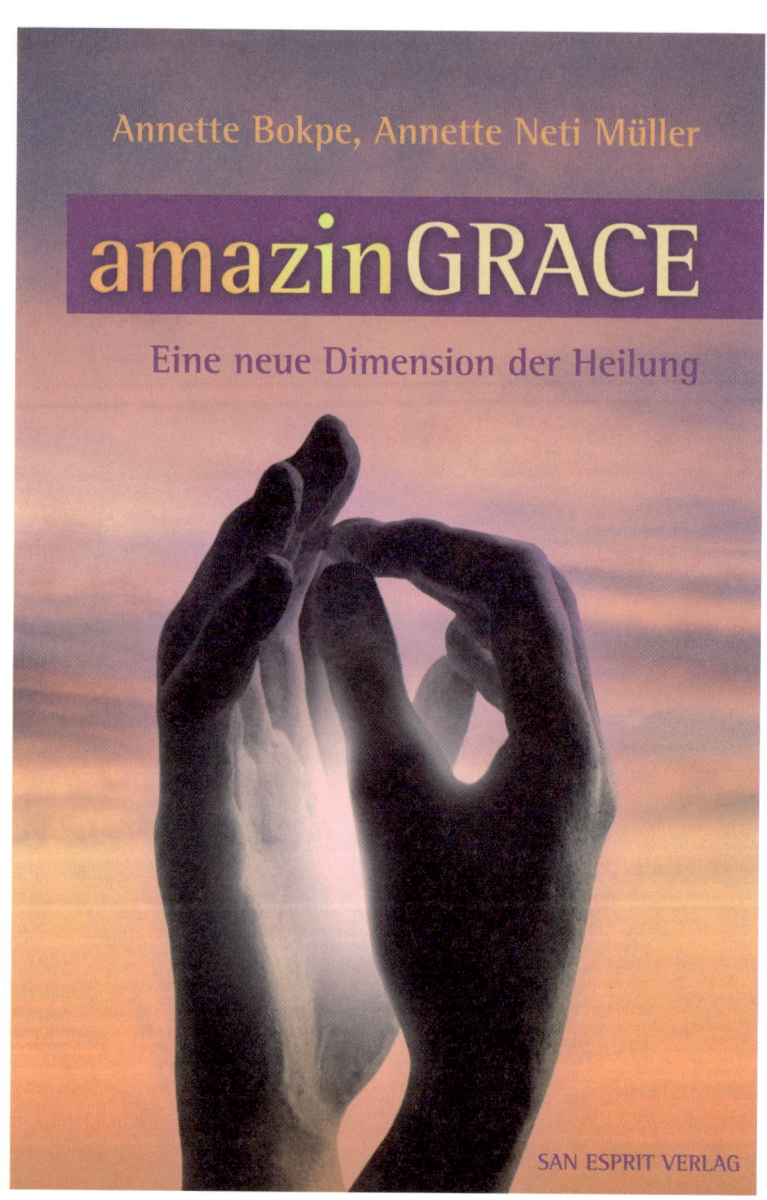

Das Buch von Annette Bokpe über die Heilmethode amazinGRACE

So oft ich über dieses Phänomen nachdenke, ich finde keine schlüssige Erklärung dafür. Vielleicht ist es für manche Menschen einfach unmöglich, an ihre Heilung zu glauben. Sie trauen – im wahrsten Sinne des Wortes – ihren Augen nicht: Sie sehen deutlich, wie sie immer weiter genesen, spüren, dass ihre Beschwerden, ihre Schmerzen nachlassen oder sogar ganz verschwinden, und dennoch: Da ist etwas in ihnen, das sich der Heilung widersetzt und letztendlich verschließt.

Manche meiner Klienten sind auch nicht in der Lage, sich den Entscheidungen ihres Arztes entgegenzustellen. Letzten Endes steht für sie die Schulmedizin in der Rangfolge ganz oben – die Erfolge des Geistigen Heilers werden dann auf einmal beiseitegeschoben und vermutlich verdrängt. Diese Patienten können oder wollen nicht frei heraussagen: »Schauen Sie, eine Geistige Heilerin hat mir geholfen, ich sehe eine so deutliche Verbesserung, dass ich mich diesen Heilmethoden aus Überzeugung weiterhin anvertraue.«

Es soll hier aber keinesfalls der Eindruck entstehen, dass ich in irgendeiner Form Front machen möchte gegen die akademische Medizin. Das wäre absolut widersinnig. Ich arbeite schließlich mit verschiedenen Ärzten zusammen. Rätselhaft ist für mich nur, dass Klienten bei uns den Weg der Gesundung einschlagen, um ihn dann jäh und, wie ich meine, wider besseren Wissens wieder zu verlassen. Es fällt nicht leicht, diesen Widerspruch anzunehmen.

Unvergesslich bleibt mir der bestürzende, aber durchaus kuriose Fall eines über 80 Jahre alten Herrn aus Düsseldorf.
Nachdem seine Familie von mir gehört hatte, bat mich seine Tochter, umgehend zu ihrem Vater nach Düsseldorf zu kommen, er brauche dringend meine Hilfe. Der alte Herr litt unter so starken Durchblutungsstörungen im linken Bein, dass ihm in der folgenden Woche zwei Zehen abgenommen werden sollten. Ich sagte zu und die Familie buchte sofort eine Reise nach Düsseldorf für mich. Da passierte an dem Abend vor meinem Abflug etwas sehr Merkwürdiges: Wie aus dem Nichts blitzte vor meinem inneren Auge ein rätselhafter Satz auf, der mir immer und immer wieder durch den Kopf schoss: »I'm

the Boss!« Eine Endlosschleife auf einem Band, das ohne mein Zutun unentwegt mit dem stets gleichen Motto besprochen war. Ich konnte mir keinen Reim darauf machen, dachte dann aber nicht weiter darüber nach und legte mich schlafen.

Erst als ich am nächsten Tag das Haus des alten Herrn betrat – ein feiner, weißhaariger Gentleman – und er mir mit einem höflichen Lächeln die Hand reichte, fiel mein Blick auf sein dunkelblaues T-Shirt. In großen Buchstaben stand dort aufgedruckt: I'm the Boss!

So etwas Seltsames! Wie konnte diese pfiffige kleine Wendung am Vorabend in mein Bewusstsein gelangt sein? Einfach so, aus heiterem Himmel? Selbst wenn es darauf keine Antwort gibt, eines ist unverkennbar: Dieser Fall hat mich schon sehr frühzeitig auf einer sehr tiefen Ebene berührt. Später erzählte mir seine Tochter, dass ihr Vater seit vielen Jahren nur zwei T-Shirts mit genau dieser Aufschrift trage, eines in Blau, das andere in Weiß.
»Er bekam sie von seinen Enkeln geschenkt und findet sie so fabelhaft, dass er nichts anderes mehr anzieht. Ist doch klar: Welcher Großvater findet es nicht toll, von seinen Enkeln als Boss ausgezeichnet zu werden?«, sagte seine Tochter und lachte.

Nun ließ ich die heilende Energie der Gnade auf ihn und direkt auf die verbundenen Zehen strahlen, so oft und so lange es nur ging.
Am nächsten Morgen reiste ich ab, ohne genau zu wissen, ob die Heilsitzungen tatsächlich etwas bewirkt hatten. Ich wusste nur, dass am darauffolgenden Tag der Termin zur Einlieferung ins Krankenhaus vorgesehen war, wo dann seine Zehen amputiert werden sollten. Ich hoffte zutiefst, dass ihm diese sehr unangenehme Operation, die seine Beweglichkeit und die gesamte Lebensqualität stark einschränken würde, vielleicht doch erspart bliebe. Der feine alte Herr war mir ans Herz gewachsen.

Als ich abends zu Hause zur Tür hereinkam, läutete das Telefon. Die Tochter jenes Herrn war dran, um mir mit bewegter Stimme mitzuteilen: »Die Zehen sind rosa! Sie sind durchblutet!« Wir freuten uns beide wie die Schneekönige. Ich hoffte sogar, dass ihm das Krankenhaus am nächsten Tag erspart bliebe. Doch keine 24 Stunden später ein zweiter Anruf: »Die Ärzte haben ihm die Zehen trotzdem abgenommen!« Die Tochter klang vollkommen niedergeschlagen.

Ich ließ mich in einen Sessel fallen und schlug die Hände vors Gesicht. Hatten sich die Ärzte denn die Zehen ihres Patienten gar nicht angeschaut? Sie hätten doch sehen müssen, dass diese, wie mir die Tochter versichert hatte, rosa und durchblutet waren. Warum dann die Operation? Ich fand niemals eine Antwort auf diese Frage.

Allerdings liegt es nicht immer an der Respekt einflößenden Position der Ärzte, an der asymmetrischen Beziehung zwischen Arzt und Patient, wenn sich Klienten dem Geistigen Heilen entgegen allen Erwartungen plötzlich verschließen.

Zu uns kam eines Tages eine junge Frau, die aufgrund starker Stoffwechselstörungen unter übermäßigem Schwitzen litt. So lange sie sich erinnern konnte, waren ihre Hände und Füße permanent in Schweiß gebadet. Alles, was sie berührte, war sofort nass, was ihr oft peinlich war. Hastig wischte sie die feuchte Stelle ab. Nun hoffte sie, das Geistige Heilen könne sie von dieser extremen Hyperhidrose befreien. Tatsächlich brachte die Arbeit an den Emotionen über die Technik SKY, die bei uns in der Heilerschule gelehrt wird, eine beachtliche Linderung. Ich weiß noch, wie die junge Frau ungläubig auf ihre geöffneten Hände starrte, sie aneinanderrieb und sich freute: keine Spur von Schweiß. Nach drei Tagen blieben ihre Hände und Füße erstmals über mehrere Stunden trocken. Wir hätten die Heilsitzungen fortsetzen müssen, doch die Klientin gab auf. Sie blieb einfach weg, ohne eine Erklärung, ohne jegliche Begründung. Hatte sie vielleicht Angst vor einer weiteren Konfrontation mit ihren Emotionen über diese Technik? Wollte sie ihre unerfreulichen und bestimmt auch aufwühlenden Gefühle lieber wegschieben, als von ihren Schweißausbrüchen geheilt zu werden?
Einige Zeit später erfuhr ich von einer Bekannten, dass genau das eingetreten war, was ich befürchtet hatte: Die Hände und Füße der jungen Frau schwitzten wieder genauso stark wie vor den Heilsitzungen.

Ein weiterer unbegreiflicher Fall: Während der Heilertage, die einmal im Jahr bei uns auf dem Klinikgelände stattfinden, wandte sich eine Frau mittleren Alters an mich und teilte mir mit, dass sie Brustkrebs habe. Außerdem erzählte sie mir, sie habe selbst schon eine Ausbildung als Geistige Heilerin gemacht und wisse deshalb, dass Heilung tatsächlich möglich sei.

»Würden Sie vielleicht mit mir arbeiten? Das wäre sehr wichtig für mich!«, sagte sie mit eindringlicher Stimme. Selbstverständlich versprach ich ihr, sobald sie es zeitlich einrichten könne, mit den Heilsitzungen zu beginnen.

Die Krebsgeschwulst befand sich in der linken Brust und hatte die Größe einer Pflaume. Bereits im Verlauf der ersten Sitzung veränderte sich der Knoten, wir waren beide fest davon überzeugt, dass er kleiner geworden war.

Nachdem die Klientin sechs Heilsitzungen hinter sich hatte, war der Knoten auf Kirschkerngröße geschmolzen. Sogar ihre Ärzte konnten es bestätigen und wollten, so die Aussage meiner Klientin, unbedingt Kontakt zu unserer Klinik aufnehmen. Doch dann geschah etwas Seltsames: Zur 6. Sitzung brachte sie mir einen großen Blumenstrauß und ein Geschenk mit, strahlte mich an und verabschiedete sich mit den Worten: »Den Rest des Weges werde ich nun alleine weitergehen, ich habe hier etwas zu lernen!«

Was wollte sie mir damit sagen? Fragend sah ich sie an, aber mehr wollte sie mir nicht verraten.

Ich gehe davon aus, dass ich an ihrer Stelle mit den Heilsitzungen so lange weitergemacht hätte, bis der Knoten vollkommen aufgelöst gewesen wäre. Ich bin fest davon überzeugt, dass diese Geschwulst innerhalb kurzer Zeit ganz verschwunden wäre.

Etwa ein Jahr später traf ich die Klientin zufällig bei einem Vortrag eines berühmten Herrn, der Selbstheilungsseminare propagierte zu dem Thema »Selbstheilung durch eigene Gedankenkraft und Reflektion«. Nach der Veranstaltung ging ich zu ihr und erkundigte mich nach ihrem gesundheitlichen Zustand. Sie sah sehr angestrengt aus, wirkte müde und bekümmert. Mir war klar, dass es ihr gar nicht gut ging.

»Irgendwann ist der Krebs explodiert«, sagte sie. »Ich habe bereits alle Operationen und schulmedizinischen Therapien hinter mir, es geht mir leider sehr schlecht.«
Ich konnte nicht anders, ich musste sie direkt fragen, warum sie die Heilsitzungen bei mir beendet habe.
»Sie hatten doch so ein gutes Ergebnis erzielt! Durch das Handauflegen wurde der Knoten auf ein Minimum reduziert, er war doch zum Schluss so klein wie ein Kirschkern! Warum haben Sie sich dazu entschieden abzubrechen?«
Ihre einzige Antwort war: »Wissen Sie, der Krebs ist dann förmlich explodiert und war sehr aggressiv.«
Mehr erfuhr ich nicht von ihr. Was sollte ich dazu sagen? Hatte sie vielleicht vergessen oder ganz und gar verdrängt, dass sie selbst beschlossen hatte, den Weg »alleine« weiterzugehen? Und das, als die Heilung meines Erachtens zum Greifen nah war?

Ich könnte hier die Frage stellen: Hat sie die lebensbedrohliche »Explosion« womöglich selbst heraufbeschworen? Ich kann es nicht wissen, ich überlasse die Heilung Gott und dem Kranken. Ich möchte mir kein Urteil erlauben und keine Mutmaßungen anstellen, sondern einen Fall wie diesen nur neutral schildern. Ich muss aber dazu sagen, dass dieser Vorfall mich doch getroffen hat, mich nachdenklich macht und keineswegs kaltlässt.

Während der Entstehung dieses Buches erreicht die spirituelle, esoterische und natürlich die Heilerszene eine erschütternde Nachricht: Bärbel Mohr ist am 29. Oktober 2010 an ihrem Krebsleiden gestorben. Sie war Autorin, hat 25 Bücher geschrieben und wurde durch ihren Bestseller »Bestellungen beim Universum« sehr bekannt. Sie war eine Pionierin auf ihrem Gebiet und begann mutig, von universellen Gesetzen zu schreiben. Mit ihrem leichten, heiteren Stil erreichte sie ein breites Publikum. Sie gab Seminare und wurde für viele Menschen wegweisend. Als sie auch Bücher über das Geistige Heilen schrieb, trug ihre große Popularität dazu bei, dass dieses Thema in das Bewusstsein zahlreicher Menschen gelangte.

Sie erklärte in vielen ihrer Schriften, dass sämtliche Wünsche erfüllbar seien, auch der Wunsch nach Wiederherstellung von Gesundheit bei schwerer Krankheit. Nun stellt ihr früher Krebstod mit 46 Jahren ihr Lebenswerk infrage und ist Wasser auf die Mühlen der Skeptiker. Da das Geistige Heilen ohnehin pauschal und vehement in die Ecke des »Hokuspokus«, der »Scharlatanerie« gedrängt und von vielen als »reine Abzocke« verurteilt wird, fühlen sich die Kritiker gerade durch Bärbels Tod bestätigt.

Wie hat Bärbel Mohr versucht, den Krebs zu heilen? Was hat sie alles unternommen? Hat sie sich an die ihr bekannten Heiler gewandt? Hat sie Hilfe bei der Schulmedizin mit OP, Bestrahlung und Chemotherapie gesucht? Oder hat sie gar versucht, sich selbst allein durch positives Denken zu heilen? Darüber sind bislang keine eindeutigen Informationen zu finden.

Wenn ich sage, dass die Art und Weise, wie wir geistig heilen, nichts mit positivem Denken zu tun hat und wir niemals Heilung beim »Universum bestellen«, dann stoße ich sehr oft auf Unverständnis und verwundertes Kopfschütteln bei der verklärten esoterischen Liga. Ich werde schief angesehen, weil ich aus der Reihe tanze: »Wie kann sie nur, das grenzt an Blasphemie!«
Hier möchte ich nochmals betonen, dass gerade beim Geistigen Heilen Realismus und Bodenständigkeit eine unbedingte Voraussetzung für den Erfolg sind. Was zählt, ist die tatsächliche Heilung, nicht theoretisches Wunschdenken oder der Aberglaube, »Alles ist möglich!«. Dieser kann den Menschen ins Grab bringen. Für ganz besonders gefährlich halte ich die Lehre von der ausschließlichen Selbstheilung. Wie schon zuvor appelliere ich in diesem Zusammenhang an unsere Intelligenz: Wenn ein Nichtschwimmer ins Wasser fällt, dann eilt man ihm zu Hilfe, um ihn zu retten. Man bietet ihm doch in dieser Situation keinen Schwimmkurs an, oder?

Ob wir nun mit 46, mit 96 oder mit 106 Jahren sterben, der Tod ist uns allen gewiss. Sokrates soll gesagt haben: »Möglicherweise ist der Tod das größte Geschenk an den Menschen, keiner weiß es!«

Bärbel Mohr, die mit ihrem Stil und ihrer Botschaft einen außerordentlich großen Kreis von Menschen erreichte, sie zum Andersdenken anregte und ihnen neue Welten eröffnete, diese Bärbel Mohr wird auch nach ihrem Tod bei den Menschen die Erweiterung des Bewusstseins fortführen – vielleicht jetzt sogar erst recht!

Für manche Menschen ist es allerdings sehr beängstigend, sich neuen Ebenen des Bewusstseins zu öffnen und sich an den blinden Fleck, der irgendwo in ihrem Inneren nistet, heranzuwagen. Vielleicht fehlt es ihnen auch an Kraft, den einmal eingeschlagenen Weg bis ans Ende zu gehen. Dies habe ich auf besonders rätselhafte Weise in Australien erlebt. Dabei begann alles so vielversprechend. So hoffnungsvoll.

Mission Impossible

Wenn wir an unsere Stärke glauben, so werden wir täglich stärker.
Mahatma Gandhi

Dies ist die Geschichte von Marc. Es ist die schmerzliche Geschichte seiner Krankheit, und doch ist es eine tröstliche, hoffnungsvolle Geschichte. So scheint es jedenfalls. Ob sie am Ende gut ausgeht?
Für mich begann sie, als mich Marcs Mutter anrief. Zufällig habe sie in einer Münchner Zeitung, der TZ, einen Bericht über San Esprit gelesen und nun habe sie nur noch einen einzigen Wunsch: Ich möge ihrem Sohn helfen, denn sie habe entsetzliche Angst um ihn. Ihre Stimme klang geradezu flehentlich.
Dann schilderte sie die Situation. Ihr 30-jähriger Sohn, der in Australien lebe, stehe vor einer Herztransplantation. Marc sei aber so entkräftet, dass die Ärzte die Operation nicht riskieren wollten. Sie fürchteten, dass ein Patient in diesem Zustand einen derart schweren Eingriff womöglich nicht durchstehen würde. Marc sei nicht einmal in der Lage, ein Flugzeug zu besteigen, so schwach sei er. Daher ihre dringliche Frage, ob ich nicht mit ihr nach Adelaide reisen könne, um Marc zu kräftigen!
»Wir haben uns über Sie und Ihre Klinik erkundigt«, sagte die Mutter, »und man hat uns von den Erfolgen des Geistigen Heilens in San Esprit berichtet. Nun hoffe ich inständig, dass Sie Marc so weit auf die Beine bringen, dass er nach Deutschland fliegen kann. Wir wollen, dass er hier und nicht in Australien operiert wird. Glauben Sie mir, die Operation ist lebensrettend für Marc.«
Ich überlegte nicht lange und sagte zu. Als ich den Hörer aufgelegt hatte, atmete ich erst mal tief durch, ging dann zum Fenster, öffnete es weit und sah hinaus in unseren verschneiten Park. Es war Februar. Die eiskalte Luft blies mir ins Gesicht und ich fröstelte. Was erwartete mich in Adelaide? Würde ich bei diesem jungen Mann wirklich

etwas bewirken? Ja, sagte ich zu mir, du wirst ihm helfen, du kannst es. Ich hatte bei zwei Herzpatienten erfolgreiche Heilungen erzielt, ich fühlte mich sicher und optimistisch. Und die endlos lange Reise? Sie reizte mich, schließlich liebe ich das Abenteuer und Herausforderungen dieser Art stacheln meinen Unternehmungsgeist an.

Es war für mich auch überhaupt kein Problem, eine Zeit lang zu verreisen, denn meine Schüler waren inzwischen als Heiler so gut ausgebildet, dass sie mich vertreten konnten. Außerdem war meine Mutter regelmäßig in der Klinik anwesend und auch sonst jederzeit erreichbar. Sie beriet, half mit und war auch immer für meine Tochter da.

Einige Zeit später bestieg ich mit Marcs Mutter das Flugzeug nach Singapur. Ich sank in meinen Sitz, lehnte mich zurück und überließ mich meinen Gedanken. Dabei schossen mir auch einige ärgerliche Ereignisse seit dem Erscheinen des Zeitungsartikels über San Esprit durch den Kopf: Verschiedene Fernsehsender hatten sich bei mir gemeldet, um die Klinik zu filmen – sie hätten großes Interesse, über unsere Arbeit zu berichten. Zunächst freute ich mich sehr darüber, denn natürlich möchte ich, dass San Esprit bekannt wird. Als ich jedoch erfuhr, was sie vorhatten, sagte ich umgehend ab: Indiskrete, respektlose oder reißerische Beiträge über die Klinik und unsere Heilweisen sind überhaupt nicht in meinem Sinne. Sie widersprechen meinen ethischen Vorstellungen vom Geistigen Heilen. Doch dann kam mir eine neue Idee: Ich schlug den Journalisten vor, mich doch nach Australien zu begleiten, um vor Ort den Verlauf der Heilsitzungen mit der Kamera zu dokumentieren. Diesmal waren sie es, die ablehnten. Der Aufwand sei zu groß, die Unternehmung zu teuer. Sehr schade, denn das Ergebnis dieser Reise nach Adelaide verlief so außergewöhnlich, dass die Journalisten somit auch Außergewöhnliches und sehr Erhellendes hätten berichten können.

Ich ließ diese Angelegenheit dann aber schnell hinter mir und wandte mich Marcs Mutter zu. Sie wirkte sehr angespannt und ich plauderte freundlich über harmlose Dinge mit ihr in der Hoffnung, sie ein wenig aufzuheitern. Ich hob hervor, wie unerwartet geräumig der Flieger sei, auch die Sitze so bequem, man könne sich richtig lang machen und bestimmt gut darin schlafen. Sogar vor den Toiletten im unteren Stock sei genügend Platz zum Herumlaufen, sehr angenehm bei so einem ewig langen Flug! Und sei das Wetter nicht fantastisch, die Sicht grandios? Sie nickte leicht abwesend, seufzte und sagte dann, sie müsse mir etwas gestehen.

»Ich habe Marc nicht gesagt, dass Sie geistiges Heilen praktizieren. Er meint, Sie seien eine Heilpraktikerin. Ich möchte Sie bitten, ihn bei diesem Glauben zu lassen. Ist das in Ordnung für Sie?«

Ich schluckte. Fiel es manchen wirklich so schwer, dem Geistigen Heilen Vertrauen entgegenzubringen? Und was für ein Mensch war Marc, dass seine Mutter ihm nicht die Wahrheit sagen konnte? Vermutlich hielt er die von Heilpraktikern ausgeübte Heilkunst für seriös und wäre einer Geistigen Heilerin mit Skepsis begegnet. Die Mutter wollte wohl jegliche Bedenken oder Einwände vonseiten ihres Sohnes gar nicht erst aufkommen lassen.

»Gut, dass Sie mir das sagen. Ich werde das regeln«, beruhigte ich sie.

Der Flug nahm kein Ende. Unter mir das Schwarze Meer, die Türkei, der Iran, Israel, schließlich Indien, dann Burma und die schroffen Felsen vor der Küste von Thailand. Nach 13 Stunden Flug landeten wir endlich in Singapur. Dort übernachteten wir in einem sehr angenehmen Hotel und nahmen am nächsten Morgen an einer Stadtrundfahrt teil. Anschließend aßen wir in einem üppig dekorierten Restaurant ausgezeichnet zu Mittag: ein Büffet mit indischen, thailändischen, französischen Köstlichkeiten, auch japanische Sushi und am Ende frische, exotische Früchte, viele verschiedene Säfte und alkoholfreie Cocktails – ein Hochgenuss!

Am Flughafen von Singapur deckte ich mich dann freudig mit Kosmetika ein – bei den unfassbar niedrigen Kosmetikpreisen konnte ich einfach nicht widerstehen. Nun folgte der siebenstündige Flug nach Adelaide. Bisher hatte diese Reise für mich etwas von einem spannenden Ausflug in eine neue, anregende Welt. Alles, was ich sah und erlebte, nahm ich begeistert in mir auf. Jetzt war ich jedoch bereit, mich ganz und gar auf den schwer kranken Marc einzulassen.

Während des siebenstündigen Nachtflugs nach Adelaide, der Hauptstadt des Staates Südaustraliens tat ich kein Auge zu. Eine voll gestopfte Maschine, enge Sitze, kein Platz, um die Beine auszustrecken.

Gerädert trafen wir ein. Connie, Marcs sympathische Freundin, holte uns ab und dann machten wir uns sofort auf den Weg ins Krankenhaus, wo wir Marc abholen wollten.

Auf der gesamten Fahrt die Küste entlang, dann durch die großzügig angelegte Innenstadt und die Prachtstraße North Terrace fragte mir Connie fast ein Loch in den Bauch. Sie wollte alles wissen über meine Arbeit – über meine Ausbildung, meine Therapieformen, meine verschiedenen Vorgehensweisen. Trotz Müdigkeit und stets daran denkend, dass ich nicht als Geistige Heilerin erkennbar werden durfte, gelang es mir – ohne die Unwahrheit zu sagen! – ihre Wissbegierde zu befriedigen. Ich war über mich und meine Geschicklichkeit selbst überrascht. Als wir das Krankenhaus endlich erreichten, war ich dennoch erleichtert.

Marc wartete schon im Eingangsbereich und schlurfte uns langsam entgegen, um uns zu begrüßen. Sein Anblick rührte mein Herz: Ich traf auf einen tief traurigen, schwer übergewichtigen, jungen Mann mit tiefen, schwarzblauen Augenrändern, einem buschigen Bart und halblangen, blonden Locken. Dieses ernste Gesicht wollte so gar nicht zu seinem Alter passen. Er atmete schwer und konnte nur unter großer Anstrengung sprechen. Während der Fahrt nach Christies Beach, wo Marc und Connie wohnten und auch mein Motel sein sollte, erzählte er mir ein wenig über sich. Keuchend und immer wieder nach Luft ringend berichtete er, dass er früher mit seinem Vater Bergwanderungen unternommen habe, er sei voller Dynamik, sehr reise- und unternehmungslustig gewesen. Aber von dieser Lebenskraft sei ihm nichts mehr geblieben. Er schnappte nach Luft, verhaspelte sich und lächelte verlegen.

Im Motel angekommen, legte ich mich erst einmal ins Bett, ich hatte viele Stunden Schlaf nachzuholen. Mein kleines Zimmer roch nach Desinfektionsmittel. Dann ist es auf jeden Fall sauber, dachte ich mir und schlief ein.

Am nächsten Morgen las ich mir vor der ersten Heilsitzung noch einmal Marcs Krankheitsbild durch: schwerste Herzinsuffizienz. Der Patient ist auf der Liste zur Herztransplantation, kann aber aufgrund seines schlechten allgemeinen körperlichen Zustands zurzeit nicht operiert werden. Der Patient ist nicht transportfähig, eine Flugreise kann ihm keinesfalls zugemutet werden.

Seine Diagnose lautete: Maligne Herzrhythmusstörungen. Das Herz ist nach links gedreht, die Lunge zieht Wasser, extreme Kurzatmigkeit, extreme Erschöpfungszustände. Der Patient kann kaum 100 Meter laufen, ist nicht belastbar. Er hat Schlafstörungen, schläft sehr unruhig und höchstens drei Stunden am Stück. Er berichtet von Albträumen. Außerdem leidet er unter Rückenschmerzen, Nackenschmerzen, Kopfschmerzen, Restless-Legs- Syndrom und starken Durchblutungsstörungen. Die Finger werden violett, wenn die Hände kalt sind. Er nimmt als vorbereitende Medikamente Immunsuppressiva, die zu Konzentrationsstörungen, Wortfindungsstörungen (Stottern und Sprachfehler) führen. Im August 2009 wurde ihm ein Herzschrittmacher eingesetzt, auch ein Defibrillator wurde implantiert. Die Nieren arbeiten sehr schlecht, die Leber ist geschwollen. Der Grund dafür: Nebenwirkungen der Medikamente.

Wie war es überhaupt zu Marcs Herzinsuffizienz gekommen? Und was hatten die Ärzte jetzt mit ihm vor? Marcs Mutter hatte es mir präzise erläutert:

Eine Infektion hatte sich auf Marcs Herzmuskel gelegt. Daraus entstand eine Herzinsuffizienz, der auch mit einem Schrittmacher nicht beizukommen war. Also wollten die Ärzte ein mechanisches Zweitherz, ein so genanntes »Berlinheart« einsetzen, das dann teilweise die Arbeit des eigenen Herzens übernommen hätte. Doch aufgrund der Folgen einer Entzündung des Herzbeutels konnte diese Operation nicht gemacht werden, denn der entzündete Beutel hatte sich so übermäßig mit Wasser gefüllt, dass er das Herz nicht mehr zu halten vermochte. Das Herz hatte also keinen Halt gehabt, es rotierte nach links, wodurch auch die Aorta partiell abgeknickt wurde. Als das Wasser dann wieder weg war, legte sich der Herzbeutel an das Herz an und hielt es so an falscher Stelle fest.

Marcs Krankheitsbild war bedrohlich, sein Körper und seine Psyche waren in einem beängstigenden Zustand. Dennoch war ich zuversichtlich, ihm helfen zu können. Alles mir Mögliche wollte ich tun, um ihn zu stärken und seelisch zu stabilisieren.

»Mit der Kraft der Gnade werde ich es schaffen«, war ich mir sicher. »Marc wird nach Deutschland fliegen können und die Ärzte im Krankenhaus werden sagen, die physische Verfassung des Patienten hat sich so verbessert, dass wir die Operation durchführen können.«

Gleich am nächsten Morgen begann ich im Hotelzimmer mit der ersten Heilsitzung. Nachdem ich sie beendet hatte, stellte Marc sich vor mich hin, streckte sich und sagte überrascht: »Wow! Das war gut für mich! Und jetzt fahre ich mit meiner Mutter ins Einkaufszentrum. Wir müssen einige Dinge besorgen.« An der Tür drehte er sich noch einmal um, auf seinem Gesicht zeigte sich ein breites Lächeln. »Gestern hätte ich mir das nicht zugetraut!«, sagte er.

Es war das erste Mal seit mehreren Monaten, dass Marc mehr als 100 Meter am Steuer zurücklegte, so sehr hatte ihn bisher sogar das Autofahren angestrengt.

Nach der zweiten Heilsitzung eröffnete er mir strahlend, er habe in der letzten Nacht sechs Stunden durchgeschlafen und das, ohne von Angstträumen geplagt zu werden. Und dann erzählte er mir: »Bisher bin ich fast jede Nacht auf die Couch im Wohnzimmer umgezogen, um meine Freundin nicht zu stören. Und jetzt? Nicht mehr nötig! Und stellen Sie sich vor: Ich hatte auch keine Rückenschmerzen! Und weil mir der Nacken überhaupt nicht mehr wehtat, habe ich nur zwei Kissen zum Schlafen gebraucht. Das dritte habe ich einfach beiseitegeschoben. Und meine Finger! Obwohl ich wie immer kalte Hände bekam, sind die Finger nicht wie sonst violett geworden. Ist das nicht unglaublich?«

Wir stellten auch fest, dass das Wasser in der Lunge zurückgegangen war. Er wog an jenem Morgen zwei Kilo weniger, so viel Wasser hatte der Körper über Nacht ausgeschieden. Während der dritten Heilsitzung rief Marc plötzlich aus: »Ich höre mein Herz gar nicht mehr in den Ohren pochen! Ich spüre auch keine Rhythmusstörungen mehr. Sie sind nicht mehr da!«

Nach dieser Sitzung schaffte es Marc zum ersten Mal seit Monaten allein zum Friseur. Strahlend zeigte er mir seinen neuen Haarschnitt und das frisch rasierte Gesicht: »Vor einer Woche wäre eine Expedition zum Friseur ohne jegliche Begleitung viel zu anstrengend gewesen. Auf einmal geht's!«, sagte er und freute sich über die Maßen. Er schien überglücklich ob der Aussicht, sein Leben wieder selbstständig in die Hand nehmen zu können. Marc stand voller Kraft in der Gegenwart und war voller Zuversicht in eine Zukunft, die er nicht mehr fürchtete. Zumindest nicht in diesem Augenblick.

Bei den ersten Heilsitzungen waren Marcs Mutter und seine Freundin auch anwesend, doch dann beschloss ich, mit Marc allein zu arbeiten. Ich spürte, dass ihn starke Ängste bedrängten, die er zu unterdrücken versuchte. Deshalb wollte ich SKY anwenden und dabei auf jeden Fall ungestört und unbeobachtet mit ihm reden.

Als wir zum ersten Mal allein waren, bereitete ich ihn darauf vor, dass bei der Sitzung möglicherweise unangenehme Gefühlsreaktionen bei ihm durchbrechen könnten. »Das ist aber kein Grund zur Beunruhigung – im Gegenteil. Bei diesen Ausbrüchen handelt es ich um unterdrückte Emotionen«, sagte ich zu ihm, »wenn sie kein Ventil finden, brodeln sie weiter im Unterbewusstsein. Diese verdrängten Gefühle können kurzzeitig aufflammen, um dann das System gänzlich zu verlassen.«

Nachdem ich ihm das hatte mitteilen können, wagte ich es erstmals, meine Hände direkt auf sein Herz zu legen. Es schlug ruhig und vollkommen rhythmisch. Es fühlte sich gut an. Marc bestätigte, dass auch er das gleichmäßige Schlagen seines Herzens hören könne, und das beruhige ihn sehr. Bisher sei sein Herzschlag so unregelmäßig, so sprunghaft gewesen und das habe ihn immer wieder in Panik versetzt. Jetzt aber sei er vollkommen entspannt. Keine Angstgefühle, keine Beklemmungen, die durchaus hätten durchbrechen können.

Ich freute mich – das war ein entscheidender Schritt in Richtung Genesung. Ich konzentrierte meine Gedanken und meine Atmung auf sein Herz und sendete dem Organ gezielt Heilenergie. Und dann geschieht etwas Erschreckendes. Ganz plötzlich hört Marcs Herz auf zu schlagen. Stille. Nichts ist zu hören, nicht das leiseste Pochen. Ich fühlte so etwas wie einen Sog von seinem Herzen zu mir, als würde ich kurzzeitig in einem schwarzen Loch verschwinden. Es wurde mir ganz schwummerig. Um Gottes willen, was ist passiert? Wo bleibt der nächste Herzschlag? Ich erschrecke so sehr, dass ich kurz davor bin, Marc zu packen und ihn zu schütteln oder aufzuspringen, um den Notarzt zu rufen. Adrenalin schießt durch meine Adern, was soll ich tun? Mir wird richtig schwindlig, so entsetzt bin ich.

Doch ich beherrsche mich, bleibe so gelassen wie möglich und lasse mir meinen Schreck nicht anmerken. Fieberhaft überlege ich, was ich tun soll, als Marc plötzlich – mir kommt es wie eine Ewigkeit vor – laut aufstöhnt: »Das Herz zieht!« Nun schlägt es wieder.

Mir kam es vor, als sei Marc in eine Art Ohmacht gefallen und gerade wieder zu Bewusstsein gekommen. Für einen Augenblick schien er – vielleicht sogar ich mit ihm – in eine andere Welt abgetaucht zu sein. Jetzt hatten wir wieder zurückgefunden, sein Herz schlug kraftvoller, dynamischer als zuvor und er rief erstaunt: »Oh! Mein Herz hat sich bewegt, es ist wieder an seinen richtigen Platz gewandert!« Und wirklich – auch ich hatte den Eindruck, als habe sich das Herz zurückgedreht.

Tatsächlich stellten die Ärzte in Deutschland später fest, dass sich Marcs Herz gedreht hatte. Durch die Rotation zurück war seine Aorta nicht mehr abgeknickt, das Herz nicht mehr nach links verschoben, sondern genau dort, wo es hingehörte, um die geplante Operation – das Einsetzen eines zweiten Herzens – zu ermöglichen. Keiner konnte voraussehen, welche unerwarteten Hindernisse im Hinblick auf die Operation noch bevorstanden. In Adelaide sah Marc jedenfalls zunehmend hoffnungsvoll in die Zukunft.

»Vor einigen Tagen hätte ich es niemals zu Fuß den Hügel zu deinem Motel hochgeschafft. Und jetzt? Kein Problem. Ich bin hochgelaufen ohne die leisesten Rhythmusstörungen – ganz normaler Herzschlag. Ich habe nicht schlapp gemacht! Und du weißt ja«, – mittlerweile waren wir per Du, »draußen sind 38 Grad im Schatten.«

Nach der Heilsitzung ging Marc den Weg wieder zu Fuß zurück. Seine Mutter und ich erledigten einige Einkäufe, um am Strand entlang zu Marcs Wohnung zu gelangen. Als er die Tür öffnete, strömte uns ein herrlicher Duft entgegen – Marc hatte für uns gekocht! Der Tisch war liebevoll gedeckt, es gab Nudeln mit Tomatensauce, Salat und anschließend Käse. Und das Schönste war: Er sah vollkommen entspannt aus. Durch ihn strömte ein spielerischer Übermut, den er geglaubt hatte, für immer verloren zu haben.

Bei Tisch erzählte er uns, dass er in der letzten Nacht noch ein halbes Kilo verloren habe, obwohl er abends mit seiner Freundin eine üppige Mahlzeit zu sich genommen und auch viel getrunken habe. Obgleich sein Herz bei so einem Schmaus gehörig zu arbeiten hatte: keine Gewichtszunahme, keinerlei Herzbeschwerden.

Ein, zwei Tage später erlebten wir allerdings eine merkwürdige Überraschung: Während einer Heilsitzung wurden plötzlich Marcs Ohren glühend heiß und er fing an zu schwitzten. Es war, als habe sich in ihm eine gewaltige Schleuse geöffnet, aus allen Poren ergoss sich der Schweiß über den gesamten Körper. Marc wurde sehr unruhig, verlor die Fassung und wollte die Heilsitzung sofort beenden. »Diese Gluthitze in meinem Körper, das halte ich nicht länger aus!« Auch ich war in dem Augenblick sprachlos. Doch dann geschah etwas Gespenstisches: In Marcs Unterleib ein geräuschvolles Rumoren, ein leichtes Zucken und Rucken – auf einmal drang eine große Menge Luft aus seinem Darm. Wenige Minuten später das Gleiche noch mal.

Etwas verlegen und doch sichtlich erfreut sagte er zu mir, er leide seit Tagen unter Verdauungsstörungen. Aufgrund der anhaltenden Verstopfung habe er schon befürchtet, wieder einmal in die Klinik zu müssen, um eine Darmreinigung vornehmen zu lassen. Nun hatte die mächtige Wirkung der Heilsitzung ihn vor der unangenehmen Prozedur bewahrt.

Am fünften oder sechsten Tag nach meiner Ankunft in Adelaide besuchte mich Marcs Mutter in meinem Motel. Wir setzten uns mit einem Drink ans Fenster meines kleinen, spartanisch eingerichteten Zimmers, in dem gerade mal Platz war für einen schmalen Einbauschrank, ein Bett, auf dem die Heilsitzungen stattfanden, einen Tisch und zwei Stühle. Es erinnerte mich an die Kleinstadt-Motels in Amerika – die Einrichtung sehr einfach, surrende Klimaanlage, eine ungewöhnlich niedrige Decke, aber alles sehr sauber. Jeden Tag der gleiche ätzende Geruch nach Desinfektionsmitteln.

Marcs Mutter war gekommen, um mit mir über ihren Sohn zu reden. Nachdem wir kurz den Sonnenuntergang von meinem Fenster aus bewundert hatten, schaute sie mich mit großen, ruhigen Augen an und fragte mich, ob ich mir vorstellen könne, wie froh sie sei. Marc sei wie verwandelt.

»Marc, der seit seiner Erkrankung fast immer erschöpft und apathisch war, ist auf einmal ganz wach. Er hat viel mehr Energie. Ja, und er ist erheblich besserer Laune. Kein Wunder, oder? Wir sind alle so froh und erleichtert. Eigentlich können wir es immer noch nicht glauben.«

Erstaunlich schnell ging es mit Marc immer weiter bergauf. Verflogen die lähmende Antriebslosigkeit und abgesehen davon, dass er während der gesamten Heilsitzung erstmals ohne Beklemmungen vollkommen flach liegen konnte, strahlte er neue Lebensfreude aus und packte Dinge an, die er sich überhaupt nicht mehr zugetraut hatte. Als ich in Adelaide ankam, brauchte er noch Hilfe beim Aufstehen und Anziehen, jeder Handgriff strengte ihn an. Und jetzt? Keine Gleichgewichtsstörungen, wenn er aufstand und was ihn besonders beglückte: Endlich konnte er wieder alleine duschen!

»Wenn ich bisher unter der Dusche die Augen schloss, wurde mir immer so schwindlig, dass ich mich festhalten musste, sonst wäre ich glatt umgekippt«, sagte Marc, »und wenn ich mich bückte, um mich einzuseifen, oder beim Haarewaschen die Arme hob, bekam ich kaum noch Luft. Also stand im Bad immer jemand neben mir, jede Sekunde ängstlich bereit, mich aufzufangen. Jetzt muss mich niemand mehr beaufsichtigen, das ist einfach toll!«

Marc sah wirklich das Licht am Ende des Tunnels. Es erhellte sein Gemüt und es brachte seine Augen zum Leuchten. Aus einem trübsinnigen, schwermütigen Menschen war ein hoffnungsvoller, aktiver junger Mann geworden.

Er plante mit uns einen Ausflug zu dem einstmals wichtigsten Hafen in Südaustralien, Viktor Harbor – ein beliebter Ausflugsort auf der charmanten Fleurieu Halbinsel, und saß, als sei es das Selbstverständlichste von der Welt, selbst am Steuer. Die Fahrt dauerte über eine Stunde. Er hatte sich zum Ziel gesetzt, mit uns am Strand entlang zu laufen, bis zu den etwa einen Kilometer entfernten Dünen. Wieder einmal stechende Hitze, nicht einmal der Hauch einer Brise, erbarmungslos brannte die Sonne auf uns herab. Und was tat Marc? Er stapfte munter neben uns her. Ich beobachtete ihn mit gemischten Gefühlen, halb freute ich mich, halb zitterte ich um ihn. Sollte ich ihn vielleicht bremsen, ihn bitten, langsam umzukehren – diesen freudestrahlenden Mann, der gerade wieder mit großen Sprüngen ins Leben zurückfand?

Als wir die Dünen erreichten, blieb er plötzlich stehen, rang nach Luft und sagte: »Nichts geht mehr. Jetzt bin ich fertig.« Wie versteinert starrte Marcs Freundin auf ihn, einen ängstlich flackernden Ausdruck in den Augen. Schwer atmend kauerte er zwischen den Dünen. Ich selbst überlegte fieberhaft, was ich tun sollte, als sich Marc wieder aufrappelte und meinte: »Es geht wieder. Come on!«

Am gleichen Tag tranken wir noch in Goolwa, einem historischen Flusshafen etwa 100 km südlich von Adelaide, gemeinsam Kaffee. Zu Abend aßen wir in dem Dorf Hahndorf, der ersten deutschen Siedlung Australiens – überall noch deutsche Bäckereien und Metzger -, um dann zu später Stunde nach Adelaide zurückzufahren. Diesmal überließ Marc seiner Freundin das Steuer, machte es sich auf dem Rücksitz bequem, beugte sich irgendwann zu uns und sagte: »Ich habe gerade meine Halsschlagader gefühlt, wollte prüfen, wie stark das Herz hat arbeiten müssen. Was glaubt ihr? Ich musste sogar eine Weile suchen, bis ich meinen Puls finden konnte! Das hat mich jetzt wirklich überrascht!«

Nachdem ich etwa zwei Wochen mit ihm gearbeitet hatte, wurde Marc im Krankenhaus gründlich untersucht. Judy, seine Ärztin, sagte erfreut und sehr überrascht, sie sei wirklich »very impressed«, sehr beeindruckt. Es ginge Marc erstaunlich viel besser: »Emotional macht er einen absolut stabilen Eindruck. Es sind überhaupt keine Wassereinlagerungen mehr zu erkennen und sein Appetit ist ein Anzeichen dafür, dass die Leber sich wieder erholt hat. Die Sauerstoffversorgung ist gut, der Herzschlag stabil. Ein bemerkenswertes Resultat!« Es tue ihm sichtlich gut, dass wir da seien, sogar das verordnete Krafttraining im Therapiezentrum der Klinik absolvierte er erstmals, ohne sich übermäßig anzustrengen. Unvergesslich ist mir der Tag, als wir mit seiner Familie und seiner Freundin in einer der besten Pizzerias der Stadt seinen Geburtstag feierten. Ich hing bereits seit den Morgenstunden schlapp in den Seilen – 34 Grad im Schatten und ein unangenehmer, heißer Wind, doch anders als ich war Marc auffallend fit: kein Anzeichen von Müdigkeit, im Gegensatz zu mir sprühte er vor Lebenskraft. Nach der Geburtstagsfeier zogen wir zum Strand, um dort ein Tanztheater unter dem Sternenhimmel zu bewundern. Marc war seit zehn Stunden ununterbrochen aktiv gewesen. Herumlaufen, Auto fahren, ausgiebig feiern. Trotzdem hielt er sein Tempo durch bis spät in die Nacht.

Es kam mir vor, als wolle er sein Leben dort anknüpfen, wo er es hatte abbrechen müssen, als seine Krankheit begann, um nun im Zeitraffer schnell alles nachzuholen, was er verpasst hatte.

Wenn ich allein war, morgens vor den Heilsitzungen, nutzte ich die Zeit, um ans Meer zu laufen, mich von den ersten Sonnenstrahlen bescheinen zu lassen, am Strand spazieren zu gehen und anschließend meine Yogaübungen zu machen. Häufig wehte ein scharfer Wind, viel zu kalt, um mein Handtuch auszubreiten und mich gemütlich in die Sonne zu legen, also sog ich die frische Morgenluft ein und blickte weit hinaus auf das glitzernde Meer.

An einem Tag war es ausnahmsweise warm genug für ein richtiges Sonnenbad. Ich bräunte mich ein Weilchen, sprang dann in die Wellen und ließ mich zum Schluss genüsslich in den weichen Sand fallen. Doch dann widerfährt mir ein schreckliches Missgeschick. Zunächst scheint es harmlos zu sein und ich reagiere entsprechend gelassen. Aber am Ende entwickelt sich der Vorfall zu einem unerwartet schmerzhaften Erlebnis, das mich in Panik versetzt.

Während ich mir nach dem Bad im Meer im Motel unter der Dusche den Sand aus den Haaren wasche, gerät ein winziges Sandkorn in mein rechtes Auge. Ich versuche es zu entfernen, hantiere mit dem Finger am Augenlid, reibe, blinzle hektisch, produziere Tränenflüssigkeit, damit das Ding abfließen kann: Nichts hilft. Inzwischen brennt das Auge wie Feuer und tut höllisch weh. In mein Handtuch gewickelt setze ich mich auf den Bettrand, atme mehrmals tief aus und ein, um mich zu beruhigen. Ich versuche, mir mit Handauflegen zu helfen, dann mit Beten, rede sogar auf das Sandkorn ein, doch endlich aus meinem Auge zu verschwinden. Es will nicht. Inzwischen tränt das Auge ohne Unterlass, es ergießt sich über meine Wange und schmerzt unbeschreiblich.

Was soll ich bloß tun? Ich versuche wieder, mich selbst zu beschwichtigen: »Bleib ruhig, dreh nicht durch und denk nach – wer kann dir helfen?« Ich beschließe, Marcs Mutter zu konsultieren. Also laufe ich von meinem Motel, das auf einem kleinen Hügel liegt, den Berg hinunter, wo Connies Wohnung liegt. Dort treffe ich auf Marcs Mutter, die am Schreibtisch sitzt und am Computer arbeitet. Ziemlich aufgebracht und zugleich um Beherrschung ringend, schildere ich, was mir passiert ist.

»Wo finde ich denn in der Nähe einen Augenarzt?«, frage ich.

»Zwei Blocks weiter gibt's einen «, erwidert sie, blickt kurz auf, murmelt irgendetwas und beugt sich dann wieder über ihren Rechner.

»Und wie komme ich dahin?«

»Mit dem Bus, unser Auto ist im Moment nicht da.«

Verzweifelt erkundige ich mich nach der Haltestelle, frage, wo ich aussteigen muss, frage nach der genauen Adresse und bitte – wie heißt der Arzt überhaupt?

Eigentlich möchte ich losheulen und schreien: »Tut doch was! Helft mir doch, ich helfe euch doch auch! Seht ihr nicht, dass ich Hilfe brauche?«

Sie sieht es nicht. Ich stürze aus der Tür und renne zu Fuß in Richtung Shopping Mall, stolpere durch die Straßen auf der Suche nach dem Arzt, eine Hand gegen mein schlimmes Auge gedrückt. Unterwegs komme ich an einer Apotheke vorbei und besorge mir eine Spülung in der Hoffnung, das Sandkorn damit auswaschen zu können.

»Gehen Sie in die öffentliche Toilette auf der anderen Straßenseite«, empfiehlt mir die Apothekerin. Mir graut es davor, ich denke an die ekligen Toiletten der deutschen Autoraststätten. Doch zum Glück ist alles blitzsauber. Über dem Becken tröpfle ich die Spülung in mein Auge. Ah, welche Erleichterung. Alles vorbei? Nein, im Auge brennt und sticht es nach wie vor, ich spüle und spüle, bis das Fläschchen leer ist. Kein Erfolg. Inzwischen fühlt es sich an, als würde mein Auge zerschnitten.

In der Apotheke erkundige ich mich, wo sich die Arztpraxis befindet. Dort angekommen, werde ich freundlich empfangen, und nachdem klargestellt ist, dass ich Touristin bin und sofort selbst zahle, werde ich in ein Kabuff geführt, nicht größer als eine Besenkammer, wo eine Krankenschwester mein Auge mit einer Druckspülung von dem Sandkorn befreien will. Ich setze mich auf einen Hocker und erkläre ihr, dass ich genau diese Methode schon selber ergebnislos angewandt habe, doch sie meint, der Druck ihrer Spülung sei unvergleichlich stärker als das Spielzeug aus der Apotheke. Gleich sei alles wieder gut.

Sie irrt sich. Allmählich schmerzt mein gesamter Körper, so sehr versuche ich, mich zusammenzureißen. Endlich kommt der Arzt. Er hebt mein Augenlid, sieht aber nichts. Er holt eine Lupe, immer noch nichts zu sehen. Erst als ich in der Kammer auf der Pritsche liege, er die Tür schließt, ein Kontrastmittel in mein Auge träufelt und mit einem Schwarzlicht in mein Auge hineinsieht, kommt endlich das erlösende: »Oh yeah, here it is, I've got it!« Ein winziger Splitter, der zum Verrücktwerden wehtut! Der Arzt greift zu einem länglichen Instrument, Adrenalin rauscht durch meine Adern, ich spüre die Berührung des Apparats im Auge, darf aber nicht zusammenzucken – endlich! Ich bin sofort schmerzfrei.

Am liebsten würde ich dem Arzt um den Hals fallen, so froh bin ich und so erleichtert. Wir müssen beide lachen und im Überschwang meiner Gefühle frage ich meinen Retter, ob ich ihm eine weise Geschichte von Scheich Nasruddin (ein orientalischer Till Eulenspiegel) erzählen darf, eine Art Parabel, die ich aus meinen Yogakursen kenne. »Sure, you may! Sie dürfen!«, sagt der Arzt, sieht mich erwartungsvoll an und ich lege los:
»Scheich Nasruddin, in dieser Geschichte ist er der reichste Mann seines Dorfes, lädt die bessere Gesellschaft regelmäßig zu seinem Lieblingsessen – Curryhuhn – ein. Auch der Dorfarzt gehört zu seinen feinen Freunden, aber an diesem einen Abend verspätet er sich. Plötzlich verschluckt sich der Scheich an einem Knöchelchen, das in die Luftröhre gelangt. Er bekommt keine Luft, läuft blau an und droht zu ersticken. Auf dem Boden liegend, umringt von seinen entsetzten Gästen, schickt er ein Stoßgebet zu Gott: Bitte hilf mir, sonst muss ich sterben! Was nützen mir mein Reichtum, meine Häuser, meine Frauen, meine Festessen, wenn ich ersticken muss? Wenn du mich am Leben lässt, bin ich bereit, dir alles zu geben, alles! In dem Moment reißt jemand ihn vom Boden hoch, schlingt die Arme von hinten um seinen Brustkorb, drückt mit aller Kraft zu und auf einmal spuckt der Scheich das Knöchelchen aus.
Der Arzt war genau im richtigen Moment eingetroffen, um dem Scheich das Leben zu retten. Ach, da war die Freude groß! Nachdem der Scheich sich tausendmal bei dem Arzt bedankt hatte, fragte er ihn

etwas bang, welches Honorar dieser für seine Tat denn verlange. Da lächelte der Arzt verschmitzt und sagte: Mach dir keine Sorgen um die Rechnung. Sie beträgt nur ein Bruchteil dessen, was du gerade dem Lieben Gott versprochen hast.

Mein australischer Arzt lachte sehr über diese Geschichte, sagte: »Wie wahr!« Und am Ende zahlte ich frohen Herzens 90 Dollar für seine Behandlung. Noch nie habe ich eine Rechnung mit so viel Vergnügen beglichen!
Als ich mich gerade freudestrahlend von allen verabschiedete, tauchte überraschend Marcs Mutter in der Arztpraxis auf, um mich abzuholen. Auch sie war erleichtert. Wir machten uns zu Fuß auf den Heimweg, tranken zwischendurch einen Kaffee, liefen ein Stück am Strand entlang – und freuten uns. Vergessen waren ihr Zaudern und ihre Ratlosigkeit, mir gingen ganz andere Gedanken durch den Kopf: So ähnlich wie ich in diesem Augenblick müssen sich meine Klienten fühlen, wenn sie durch unsere geistigen Heilmethoden plötzlich von ihren Schmerzen befreit werden. Wie oft sind sie uns schon um den Hals gefallen! Wie auch ich haben sie wohl das Gefühl, plötzlich wie neu geboren zu sein.

Dieses extrem unangenehme Erlebnis war wie eine Brücke von mir zu meinen Klienten: Ich konnte nachempfinden, mit welcher Heftigkeit Schmerzen den gesamten Menschen belasten und wie erlösend ein Happy End wie das meinige dann sein kann. Es bestätigte mir nochmals das gute Gefühl, mit dem Geistigen Heilen den richtigen Lebensweg gewählt zu haben. Es ist ein Segen, diese Arbeit machen zu können!

Einige Tage später besuchte ich das Meditationszentrum von Adelaide in der Hoffnung, dort alte Freunde aus Amerika oder aus Indien zu treffen. Ich hatte damals Meditierende aus den unterschiedlichsten Ländern kennengelernt und ich wusste, dass sich unter diesen Menschen viele Weltenbummler befanden, die gerne von einem Ort zum anderen weiterziehen. Und in der Tat traf ich im Meditationszentrum auf alte Bekannte. Wir freuten uns über das überraschende Wiedersehen, tauschten Erinnerungen aus, berichteten über unsere jeweiligen Tätigkeiten, als mich plötzlich eine mir unbekannte, zart aussehende und körperlich etwas verkrampft wirkende Australierin ansprach.

»Wie ich höre, sind Sie Geistige Heilerin. Ich habe eine Frage: Dürfte ich mich für eine Heilsitzung anmelden?«

»Selbstverständlich! Ich helfe Ihnen gerne. Könnten Sie morgen Nachmittag in mein Motel kommen?«

Die sympathische Frau nickte zufrieden und schien sehr erleichtert. Sie werde pünktlich da sein und werde auch ihren Mann mitbringen, wenn es mir recht sei. Natürlich war es mir recht!

Soweit ich mich erinnere, dauerte die Heilsitzung kaum mehr als eine Stunde. Die Australierin legte sich auf mein Bett und ich begann, die Hände aufzulegen. Ihr Körper war extrem verkrampft, der Rücken steif. Nach etwa 20 Minuten entspannte sie sich bereits, konnte ihre Gliedmaßen dehnen, ohne Schmerzen zu empfinden. Als sie nach der Heilsitzung aufstand, wirkte sie leicht benommen. Sie streckte sich, ließ den Blick sachte von mir zu ihrem Mann schweifen, lächelte – und fing an zu weinen.

Hastig holte ihr Mann ein Papiertaschentuch aus der Hosentasche und fragte bestürzt: »What happend? Was ist denn los, warum weinst du?«

Seine Frau tupfte sich die Tränen ab, streichelte seine Wange und sagte mit einem Lachen: »Sei ganz beruhigt, ich weine doch vor Freude.«

Die beiden blieben noch eine Weile in meinem ungemütlichen, kleinen Zimmer sitzen. Meiner ersten australischen Klientin ging es gut – das Kopfweh sei verschwunden, sagte sie, außerdem ziehe sie ihre Schultern nicht mehr krampfhaft hoch, die jahrelangen Schmerzen, die sich von der Lendenwirbelsäule über die Oberschenkel bis zu den Knien gezogen hätten, seien wie weggeblasen. Ihr Mann war sprachlos – er sah auf seine gelöste, fröhliche Frau und rief aus: »Es ist, als hättest du eine Verjüngungskur hinter dir!« Sie lief vor den Spiegel in meinem klitzekleinen Bad, musterte sich und schmunzelte: »Ich sehe wirklich 20 Jahre jünger aus – mindestens! Was bist du doch für ein Glückspilz!« Lachend verließen die beiden mein Motel.

Das Ehepaar erzählte Freunden und Bekannten von meinen Heilkünsten. Es sprach sich herum, dass die deutsche Heilerin wahre Wunder vollbringen könne, mit dem Erfolg, dass ich, im tatsächlichen Sinne des Wortes, bald beide Hände voll zu tun hatte: ein ausgefüllter Terminkalender zwischen den Heilsitzungen mit Marc. Es kam mir vor, als würde halb Adelaide bei mir Heilung suchen.

Der Motelbesitzer reagierte verwundert und erst als ich ihm berichtete, weshalb so viele Menschen sich bei mir die Türklinke in die Hand gaben, war er beruhigt.

Zurück zu Marc. Er hielt mich wohl noch immer für eine Heilpraktikerin. Doch unvermittelt stellte er mir eines Tages die Frage: »Wie nennt man denn das, was du tust? Seelisch und körperlich geht es mir so viel besser – was machst du da eigentlich mit mir?«

Ich sagte ihm klipp und klar, dass ich ausschließlich mit energetischen Heilmethoden arbeite. Und genau wie ich erwartet hatte, reagierte er vollkommen gelassen. Er war so begeistert von seinen Fortschritten, dass ich ihm in aller Offenheit von der Kraft des Geistes und der Gnade erzählen konnte. Bisher hatte ich ausschließlich mit Handauflegen gearbeitet, nun, da ich ihn aufgeklärt hatte, konnte ich endlich weitere Heiltechniken anwenden. Das machte mich richtig froh und noch zuversichtlicher.

»Marc, ich werde jetzt mit tiefergehenden Methoden arbeiten, allerdings brauche ich dabei unbedingt deine Mitarbeit. Ich möchte eine Diagnoselöschung vornehmen, um dich von der self-fulfilling prophecy zu erlösen, der sich selbst erfüllenden Prophezeiung, die besagt: Ich bin so krank, dass es für mich keine Rettung gibt.«

Marc sah mich mit großen Augen an und schwieg. Doch bei der abendlichen Heilsitzung sagte er dann zu mir: »Was du mir heute erzählt hast, geht mir dauernd durch den Kopf. Ich weiß jetzt, was du meinst. Einesteils sagen die Ärzte, dass meine Krankheit immer weiter fortschreiten werde und dass es keinerlei Heilung geben könne. Nicht einmal ein Stillstand sei möglich, eine Verbesserung meines Zustandes sei überhaupt komplett ausgeschlossen. Und was ist passiert? Mir geht es gut! Ich unternehme Dinge, die vorher undenkbar waren! Mir tut zwar nach all den körperlichen Strapazen jeder Muskel weh, aber so what? Was soll's? Das ist normal. Mein Verstand kann aber diese konträren »Realitäten« nicht unter einen Hut bringen!«

Darum ging es mir – die unheilbringende Diagnose der Ärzte zu löschen! Seit über drei Jahren fühlte sich Marc als Gefangener seiner Krankheit, als der Leibeigene seiner vernichtenden Diagnose. War diese Festlegung für ihn nicht der Inbegriff der Hoffnungslosigkeit? Aus dieser Erstarrung wollte ich ihn befreien. Und das ist mir gelungen, denn im Verlauf einer weiteren Heilsitzung sah Marc mich freudestrahlend an und teilte mir mit, er wolle sein eigenes Herz behalten. Warum denn nicht? Er habe sich doch nach so kurzer Zeit unglaublich regeneriert, vielleicht brauche er ja gar kein neues Herz. »Nun«, meinte ich, »wenn die Ärzte bestätigen, dass du kein neues Herz brauchst, dann fände ich das unbeschreiblich toll!«

Wir setzten uns dann noch ein wenig zusammen. Marc lächelte und begann mit mir zu reden, wie er es noch nie zuvor getan hatte. Seine Worte berührten mich so, dass ich, natürlich mit seiner Zustimmung, nach dem Gespräch sofort alles aufschrieb, was er mir zu sagen hatte. Außerdem halte ich seine Aussagen für äußerst wichtig.

»In den letzten zwei Wochen haben sich meine Gefühle stark verändert«, sagte Marc. »Inzwischen habe ich viel häufiger positive als negative Gedanken. Weißt du, welcher Gedanke vor deiner Ankunft in meinem Kopf herumgeisterte? Immer öfter wünschte ich mir, für immer einzuschlafen. Ich wurde zusehends phlegmatischer, ließ mich gehen, irgendwann war mir alles egal. Ich sah ja sehr genau, dass weder meine eigenen Anstrengungen noch die Medikamente etwas änderten. Es war so deprimierend, jeden Tag von Neuem zu erleben, dass alles sinn- und zwecklos war. Also warum sollte ich mich weiter bemühen, weiter irgendetwas tun? Es half ja eh nichts.«
Marc holte tief Luft und fuhr dann fort: »Häufig saß ich nur noch stundenlang auf der Couch, hockte vor dem Fernseher oder vor dem Computer. Die Müdigkeit lähmte mich, drückte mir auf Körper und Seele und ich stellte mir vor, wie ich die Augen schließe, aufhöre

zu atmen, um dann, nach meinem Tod, verwandelt in einem neuen, frischen und gesunden Körper wieder aufzuwachen. So ähnlich wie Jake, der behinderte Held in dem Film Avatar.«

»Und was geht jetzt in dir vor?«, frage ich ihn.

»Ich glaube fest daran, dass eine Herztransplantation nicht mehr die einzige Lösung für mich ist. Sie ist eher die allerletzte Notlösung. Mein jetziger Zustand spricht doch für sich: Vor 14 Tagen wäre es mir noch unmöglich gewesen, mich zwei oder drei Mal täglich an der frischen Luft zu bewegen, herumzulaufen, geschweige denn bergauf zu gehen. Meiner Meinung nach ist es der Schulmedizin misslungen, mein altes Herz zu heilen und nun wollen mir die Ärzte ein neues Herz einsetzen, weil sie einfach ratlos sind.«

»Und wie soll es jetzt weitergehen?«, möchte ich von Marc wissen.

»Ich habe vor, den geplanten Weg weiterzugehen und nach Deutschland zu fliegen, aber hauptsächlich, um in der Klinik San Esprit zusätzliche Heilsitzungen zu erhalten. Nach diesen unglaublich durchgreifenden Fortschritten bin ich voller Zuversicht. Ich erlebe doch, dass mein Körper auch anders kann. Er heilt! Wie ich es sehe, hat sich mein Zustand um 90 Prozent verbessert. Es wird weiter aufwärts mit mir gehen, ich bin raus aus dem tiefen Loch, in dem ich noch vor zwei Wochen unrettbar gefangen schien.«

Später dankte Marc seiner Mutter, weil sie mich geholt hatte, dankte mir, dass ich um die halbe Welt geflogen war, um mich seiner anzunehmen. Wie ich es in den Heilsitzungen geschafft hätte, ihm so sehr zu helfen – er wisse es nicht. Er vermute, vor allem mein Können, mein Vertrauen, mein Glaube an die Gnade und nicht zuletzt mein Durchhaltevermögen hätten den Heilerfolg bewirkt.

Allerdings, betonte er dann noch, es wäre für ihn doch sehr wichtig, dass sein stabiler Zustand auch von ärztlicher Seite bestätigt worden sei. Das würde ihm zusätzlich beweisen, dass die Heilsitzungen mit mir mehr bewirkt hätten als die sich über drei Jahre hinziehenden Heilungsversuche der Ärzte.

Zum Schluss meinte er mit einem kleinen Lachen: »Sicher, die Schulmedizin hat wenig erreicht, aber ohne die klare, unabhängige Aussage der Ärzte wären die Erfolge durch das Geistige Heilen mir einfach zu utopisch und irgendwie unwirklich vorgekommen. Jetzt habe ich den ärztlichen Nachweis: Der Körper hat sich erholt, mein Herz, mein gesamter physischer Zustand ist ein anderer als vor zwei Wochen.« Noch heute erfüllt mich ein starkes Glücksgefühl, wenn ich Marc vor mir sehe, fröhlich und entspannt und seine Worte in mir nachklingen. Ich bin dann durchdrungen von Dankbarkeit gegenüber der Gnade, die mich zu heilen befähigt. Ich denke auch daran, wie unendlich schwer es für einen jungen Mann wie ihn gewesen sein muss, seine Tage mutlos und vollkommen geschwächt auf der Couch herumzulungern, in einem Alter, in dem man sich in die Abenteuer des Lebens stürzt. Seine Freunde schmiedeten Pläne, machten abenteuerliche Reisen und feierten Partys, während er an sich verzweifelte. Nun konnte auch er sich aufmachen und Spaß an seinem Leben haben.

Doch ein Thema machte mir Sorgen, mehr als das – es irritierte mich zunehmend, ließ mir einfach keine Ruhe: Marc war viel zu dick und ernährte sich sehr schlecht. Zur Zeit seines drei Jahre zurückliegenden Herzanfalls wog er 130 Kilo – eigentlich kein Wunder bei seiner Lebensführung: Er liebte es, allabendlich große Mengen Kentucky Fried Chicken mit Pommes und Mayonnaise zu sich zu nehmen – sein Teller quoll über! –, literweise Softdrinks zu trinken und dann vor dem Fernseher Chips in sich hineinzustopfen. Außerdem, gab er zu, habe er sich damals so gut wie gar nicht bewegt. Vor dem Beginn der Heilsitzungen war Marcs Übergewicht allerdings auch auf die massive Wassereinlagerung in seinem Körper zurückzuführen. Sie belastete den Magen-Darm Trakt so stark, dass er zu dem Zeitpunkt, als ich nach Adelaide kam, zu den Mahlzeiten gerade mal ein paar Orangenscheiben und zwei Löffel Joghurt mit etwas Birne herunterbekam. Mehr vertrug er nicht. Und dann? Die Heilsitzungen befreiten ihn von dem eingelagerten Wasser in seinem Gewebe, wodurch er sein Gewicht erheblich reduzierte. Nach etwa zehn Tagen stellte er sich auf die Waage und stellte fest: nur noch 98 Kilo. Er war sehr guten Mutes und schwor Stein und Bein, dass er weiter abnehmen würde. Das musste er auch, denn für die OP sollte er auf 90 Kilo kommen, verlangten die Ärzte. Außerdem machte ich ihm klar, dass er seiner Gesundheit zuliebe sehr viel strenger auf gute und bekömmliche Ernährung achten und einfach halb so viel essen müsste.

»Bitte disziplinere dich!«, sagte ich so eindringlich wie möglich.

Doch Marc tat sich schwer, sehr schwer. Jeden Tag neue Vorsätze und dann wurde er wieder schwach. Heißhungrig verschlang er seine Kartoffelchips, versuchte, zumindest die Softdrinks wegzulassen, stürzte sich dann aber auf Eiscreme und Bonbons. Seine Gelüste setzten sich übermächtig über die guten Vorsätze hinweg.

Was sollte ich tun? Als er an einem Tag insgesamt 3.400 ml Wasser ausgeschieden hatte – wir hatten es gemessen! –, wog er am Abend dennoch knappe 102 Kilo. Das verwirrte ihn. Wie konnte das sein? Um immer noch eingelagertes Wasser konnte es sich offensichtlich nicht handeln – keine geschwollenen Füße oder Beine mehr, nirgends aufgedunsenes Gewebe –, also musste es an seiner ungezügelten Essgier liegen. Vermutlich war er so froh über seine wiederkehrenden Kräfte, dass er im Überschwang das tat, was ihm offensichtlich die größte Freude bereitete: schlemmen! Ein Tanz auf dem Vulkan.

Ich war kurz davor zu verzweifeln. Marc war an einem Punkt seines Lebens angekommen, wo alles möglich war: weitere Heilung oder erneuter Zusammenbruch. Warum votierte er nicht entschlossen für die erste Variante? Warum spielte er mit dem Feuer?

Ich beschloss, eine Abmachung mit ihm zu treffen. Ich wollte einen Wendepunkt in unserem Umgang miteinander markieren. Ich würde darauf bestehen, dass er all die überflüssigen Pfunde loswurde. Oder zumindest einige. Ich hatte lange damit gewartet, ihn mit einer strengen Maßgabe zu konfrontieren, ich wollte zunächst Vertrauen zwischen uns aufbauen. Jetzt konnte und wollte ich nicht länger warten. Nach der Heilsitzung bat ich ihn, noch kurz zu bleiben, deutete mit der Hand auf den Stuhl und forderte ihn auf, sich neben mich zu setzen.

»Marc, so geht es nicht weiter. Ich stelle jetzt eine Bedingung: Wenn du, aus welchem Grund auch immer, nicht zu Fuß zu meiner Heilsitzung kommst, musst du umgehend den ganzen Hügel hinunterlaufen und dann wieder hochkommen. Sonst arbeite ich nicht mit dir. Es ist wichtig, dass du deine Muskeln weiter aufbaust und außerdem wirst ab jetzt deine Ernährungsweise radikal ändern.«

Leicht erschrocken über meinen Ton sah mich Marc aus dunklen, schuldbewussten Augen an, wie ein Kind, das sich ertappt fühlt. Er versuchte ein Lächeln, das ich nicht erwiderte. Diesmal schien Marc zu begreifen.
Vor der nächsten Heilsitzung berichtete er stolz, dass er heute auf dem Weg bergauf in mein Motel nur drei Mal anhalten musste, um zu verschnaufen.»Die letzten Male habe ich fünf bis sieben Mal Pause gemacht. Bist du zufrieden mit mir?«

Die Zeit eilte dahin. Noch wenige Tage bis zu meiner Abreise und als der letzte Tag gekommen war, wünschte ich mir, Marc hätte mehr Ehrgeiz entwickelt, seine Lebensweise umzustellen. Als ich den Rückflug antrat, hatte ich alles getan, was ich konnte. Vielleicht hatte Marc ja auch getan, was in seiner Macht stand. Auf jeden Fall erfuhr ich vor meiner Rückreise, dass ihn die Ärzte für flugtauglich erklärt hatten. Er war hinreichend gestärkt, um sich der OP in Deutschland zu unterziehen. Also flog er später von Adelaide nach München und wurde am Flughafen von seinen Eltern abgeholt. Seine Mutter war mit mir bereits vorgereist.

Wie soll ich meine Gemütslage beschreiben? Gemischte Gefühle: Hoffnung, Zuversicht, leichtes Missbehagen. Doch unterm Strich große Sympathie. Sympathie für den liebenswerten, positiven, zunehmend unternehmungslustigen, aber leider auch schwachen, undisziplinierten Marc.

Als die Maschine morgens abhob, saß ich wieder am Fenster.
Klarer Himmel, nicht eine einzige Wolke. Fasziniert blickte ich hinunter auf das vertraute Adelaide. Ich erkannte die Straßen, die ich so oft entlanggelaufen war, Gleneilg, den kleinen Ort an der Küste, wo wir nach Marcs Geburtstagsfeier bei Sonnenuntergang das lustige Theater mitten auf dem Strand besucht hatten, ich identifizierte sogar den Katamaran, mit dem ich genau vor zwei Tagen mitgefahren war, um die Delfine zu beobachten.

Schon lange hatte ich mich auf die Delfine gefreut! Als ich das Boot bestieg, drückte man mir gleich einen klatschnassen Neopren-Anzug in die Hand, den ich anziehen sollte. Doch der war so eng, dass ich ihn gerade mal bis zu den Knien hochbekam. Das Schiff lief aus, die anderen 30 bis 40 Touristen steckten bereits in ihren Anzügen und waren startbereit. Ich nicht. Mir passte weder der zweite, größere Anzug – er ging bis zu den Oberschenkeln – noch der nächste, der mir von einem mitleidigen Maat gereicht wurde. Den letzten bekam ich immerhin über den Po. Wir waren längst mitten auf dem Meer und wieder war es derselbe Maat, der sich meiner erbarmte: Nachdem ich schließlich die Unterarme in die Ärmel gezwängt hatte, nutzte er jetzt geschickt den Wellengang aus und jedes Mal, wenn das Schiff von einer Welle erfasst wurde, packte er den Anzug von hinten und zerrte ihn mit einem heftigen Ruck nach oben. Endlich. Ich hatte ihn an. Ich dankte ihm, aber innerlich kochte ich vor Wut über die grässliche Prozedur. »Heilen kann ich«, dachte ich, »aber meinen Körper in so einen Taucheranzug zwängen, das kann ich nicht!« Und eines wusste ich: »Ich habe die Nase voll, ins Wasser bekommt mich keiner!«

Sobald der Befehl: »Water!« gegeben wurde, sollten sich alle 40 Touristen ins Wasser gleiten lassen. Nein, nicht springen – vorsichtig ins Wasser gleiten, dann die am Boot befestigte Leine ergreifen, den Kopf unter Wasser stecken, wobei der Schnorchel immer über der Wasseroberfläche bleiben musste. Wenn die Leute Glück hatten, würden sie Delfine erspähen.

Wie gut, dass ich an Deck geblieben war. Denn ich bekam mindestens fünf Delfine zu sehen, sogar eine Mama mit übermütigem Delfinkind. Sie sprangen um das Boot herum, boten mir ein beschwingtes Wasserballett. Und was bekamen die Taucher in ihren Anzügen zu sehen? Nichts. Sie kämpften mit ihren Schnorcheln und planschten mit dem Kopf unter Wasser auf der vergeblichen Suche nach den versprochenen Delfinen. Das Beste an dem Ausflug war die Werbung dafür. Das Ganze eigentlich nichts als geschickte Geldmacherei.

Doch vom Flugzeug aus überkam mich ein warmes Gefühl und ich freute mich, »meinen« Katamaran auf dem Meer gleiten zu sehen, vergessen der ekelhafte, nasskalte Taucheranzug, das zweifelhafte Geschäftsgebaren der Ausflugsveranstalter. Als wir dann den Pazifik hinter uns ließen, sah ich unter mir nichts als unendliche, weiße Sandflächen: Wir flogen über das Outback. Vier Stunden lang nichts als menschenleere Einöde. Mir fielen die Augen zu und als ich aufwachte – immer noch Wüste, unendliche Weite, extreme Dürre und, wie man mir sagte, im Sommer Temperaturen über 50 °C. »Zu viel Weite«, dachte ich und freute mich auf mein Zuhause.

Zwischendurch ließ ich während des unfassbar langen Heimflugs die Ergebnisse der verschiedenen Heilmethoden, die ich bei Marc angewandt hatte, noch einmal Revue passieren. Was hatten wir erreicht? Ich konnte seine Wirbelsäule ins Lot bringen, sodass die inneren Organe wieder gleichmäßig versorgt wurden. Ich arbeitete mit amazinGRACE und zwar meistens über Marcs Kopf und Ohren, um damit sein gesamtes System zu stärken. Später korrigierte ich mit K*A*R seinen schief sitzenden Atlaswirbel. Er war wieder gerade, somit konnten die Energie des Gehirns und die Versorgung des Nervensystems richtig fließen. Insbesondere diese Technik verlangte von Marc Schwerstarbeit und wir brauchten mehrere Anläufe und K*A*R – Sitzungen, um die Korrektur des Atlaswirbels zu bewerkstelligen. Über SKY, die erlösende Arbeit am Emotionalkörper, konnte ich Marc von Aggressionen, Ängsten und selbstzerstörerischen Gedanken befreien. Marc war gestärkt und hatte sich so regeneriert, dass einer Operation nichts mehr im Wege stand. Ich war froh und sehr zufrieden, wäre da nicht sein enormes Übergewicht gewesen. Hätte er sich doch bloß gesund ernährt, seinen Heißhunger gezügelt und mehr Sport getrieben – damit hätte er den Heilungsverlauf konsequent unterstützt. Wenn sich ein Klient so undiszipliniert verhält wie Marc, dann komme ich auch als Heilerin an meine Grenzen. Ich vermutete sogar, dass sein Übergewicht eine der Hauptursachen für seine Herzattacke gewesen war.

Nun hieß es abwarten. Durch meinen Kopf kreisten viele Fragen: Wie wird die OP verlaufen? Wie wird Marc die Herztransplantation verkraften? Wird er danach ein normales, ein gutes Leben führen können? In Singapur ein längerer Aufenthalt wegen eines Streiks der Lufthansa, genügend Zeit, um besonders exotische Nachspeisen für alle meine Schüler und Mitarbeiter zu kaufen und mich vor einem Souvenirladen fotografieren zu lassen, der tatsächlich Amazing Grace hieß! Dann: nachts Weiterflug nach München, aber erst nach Umsteigen und Wartezeit in Frankfurt – beide Flieger eng und überfüllt. Gerädert und mit geschwollenen Füßen landete ich in München und fiel meinen Lieben in die Arme. Wir feierten gemeinsam die Heilergebnisse, die sie zuvor bereits mit viel Spannung im Internet verfolgt hatten. In dem Augenblick war ich sehr glücklich über den Weg der Wunder von Deutschland nach Australien und wieder zurück.

Wenige Wochen später hörte ich von Marc. Es ging ihm nicht gut. Aufgrund der winterlichen Eiseskälte hatte er sich einen Virusinfekt eingefangen und wurde sicherheitshalber im Krankenhaus betreut. Dann die nächste Hiobsbotschaft: Im Krankenhaus infizierte er sich mit dem resistenten Krankenhauskeim MRSA, Bakterien setzten sich an einer Herzklappe fest, daraufhin wurden ihm eine Unmenge Antibiotika gegeben, sodass er zu schwach war, um draußen herumzulaufen. Er bewegte sich kaum noch und nahm noch mehr zu. Er durfte das Krankenhaus nicht verlassen, also führten wir – es kümmerten sich nun auch hier ansässige Schüler von mir um ihn – unsere Heilsitzungen unter den Argusaugen der Ärzte auf dem Krankenhausbett durch. Nach der dritten Sitzung mit Handauflegen am Herzen selbst waren die Bakterien von der Herzklappe verschwunden – nichts mehr zu finden!

Große Aufregung im Münchner Herzzentrum. Man vermutete, dass die Bakterien sich abgelöst hatten und nun in der Lunge waren. Aber auch hier wurde nichts gefunden. Zur Sicherheit – so die Erklärung der Ärzte müsse die Dosis der Antibiotika noch einmal erhöht werden. Keiner der Ärzte war auch nur annähernd bereit, in Betracht zu ziehen, dass das Handauflegen positive Ergebnisse bewirkt haben könnte. Die Bakterien mussten also noch da sein, denn was nicht sein darf, kann auch nicht sein!

Marc konnte nicht operiert werden. Sein gesundheitlicher Zustand erlaubte keine Herztransplantation. Er war niedergeschlagen. Von der Lebensfreude, dem Elan und der Zuversicht, die in Adelaide mit jedem Tag stärker geworden waren, war kaum noch etwas übrig. Wir waren häufig in Kontakt, auch seine besorgten Eltern hielten uns auf dem Laufenden. Er war ununterbrochen in der Klinik, durfte nicht nach Hause und außser von seiner Familie keine Besucher empfangen.

Ich wünschte, ich hätte nochmals ein Wunder bewirken können, doch es gibt Gegebenheiten und Konstellationen, gegen die selbst das Geistige Heilen nicht ankommt. Niemand kann zaubern. Auch der begnadetste Heiler nicht.

Marc ist am 12.12.2010 nach viermonatigem Aufenthalt im Herzzentrum München und im Klinikum Großhadern an einer Gehirnblutung gestorben.

Im Herzen Gottes

Denke nicht:
Gott ist in meinem Herzen, denke: ich bin im Herzen Gottes!
Khalil Gibran

Eines Tages fragte mich eine Dame, ob sie die Heilung, die sie erfahren hatte, auch lernen könne. »Ja sicher«, habe ich geantwortet, »denn ich habe es ja auch gelernt.« Doch der Weg, den ich gegangen bin, war sehr kurvenreich und aufwendig.

Es ist unmöglich zu wissen, ob ein Kurs das Erhoffte oder sogar das Versprochene auch erfüllt, bevor man nicht an dem Seminar teilgenommen hat. Jeder Mensch verfügt über latentes Potenzial zu heilen, rein theoretisch könnte jeder ein Heiler werden. Doch dass dies eine rein theoretische These ist, zeigt sich an vielen Heilern, die wenige oder schlimmstenfalls gar keine Resultate vorweisen können. Bedingung ist ein Gewahrwerden und Sprudeln der innewohnenden Kraft und andererseits auch das Wissen, wie diese Kraft oder die Kräfte angewendet werden sollen.

Wer Heiler »werden« möchte, sollte sich nach Möglichkeit eine ernst zu nehmende und tiefgreifende Ausbildung suchen. Die Qualität der Ausbildung ist keinesfalls an der Zahl der Teilnehmer zu messen, sondern an den Ergebnissen, die die Schüler erzielen.

In den letzten Jahren werden im Zuge der New-Age-Bewegung immer öfter Heilerausbildungen als Massenveranstaltungen angeboten. Filmreif werden sie auf Bühnen aufgeführt und das vor einem Publikum von 600 bis 1000 Personen, die dann alle quasi über Nacht zu »Heilern« werden und daraufhin eigene Praxen eröffnen. Auch der sogenannte »Hype« um spezielle Methoden oder besondere Lehren besagt nicht, dass hier tatsächliche, entscheidende Ergebnisse erzielt werden.

Selbst wenn der Wind, der um diese Methoden gemacht wird, noch so stark bläst und Behauptungen in den Raum gestellt werden, die weder beweisbar noch nachprüfbar sind, haben solche Methoden für mich keine reelle Grundlage.

Zu meinen langweiligsten Seminaren gehört jenes, in dem wir im Verlauf eines Wochenendes nach östlicher Manier lernen sollten, wie man Zähne und Organe nachwachsen lassen kann. Nachdem ich mich auf einem harten Stuhl, mehr schlafend als wachend, durch die vielen Stunden, ununterbrochen auf eine Leinwand mit endlosen Grafiken starrend, untermalt vom Lüftergeräusch des Beamers, gequält hatte, bekam ich eine Urkunde. Diese autorisierte mich sogar dazu, den Unterrichtsstoff in eigenen Seminaren weiterzugeben.

Die Stimmungsmache um manche Methode ist, rein wirtschaftlich gesehen, bewundernswert. Doch was hat ein Kranker davon? Und was hat derjenige davon, der verantwortungsvoll heilen möchte?

Ein ernsthafter Heiler sollte sehr gute Ergebnisse erzielen können. Viele Heiler glauben fest an ihre Heilkräfte und meinen es wirklich gut. Doch allein die gute Absicht und der wohlgemeinte Versuch reichen nicht aus, um regelmäßig und zuverlässig Heilergebnisse zu erzielen. Die Ergebnisse sollten sich auch umgehend einstellen. Dr. Harald Wiesendanger schreibt in seinem Werk, »Das Grosse Buch vom Geistigen Heilen«, dass man einen Heiler ca. sechs Mal erproben sollte, um festzustellen, ob er helfen könne. Meiner Meinung nach sollte man spätestens beim zweiten Versuch bemerken können, dass sich etwas zum Positiven verändert hat.

Also konnte ich der Dame, die das Heilen erlernen wollte, nur empfehlen, die gleichen Seminare zu belegen, die mich weitergebracht haben. Doch das war ihr zu aufwendig, denn es hätte bedeutet, dass sie wie ich über einen längeren Zeitraum quer durch Deutschland, Österreich und die Schweiz hätte reisen müssen. Sie könne sich dafür nicht extra Urlaub nehmen, sagte sie. Es stand also einiges im Wege.

Immer öfter wurde mir die Frage gestellt, ob das Geistige Heilen erlernbar sei. Somit begann ich mich irgendwann mit dem Gedanken zu befassen, es selbst zu unterrichten.

Genau zu diesem Zeitpunkt kam die sehr ernst gemeinte Anfrage von Gundi und Frank Gaschler zu diesem Thema. So ergab es sich, dass Gundi und Frank und noch weitere Personen an der ersten Ausbildung teilnahmen.

Mit der Weitergabe meines Wissens und meiner erworbenen Fertigkeiten wurde mir zunehmend bewusst, wie wichtig es ist, dass zahlreiche Menschen das Geistige Heilen erlernen. Es macht Menschen stark und selbstbestimmt. Es ist eine Möglichkeit, ein gesundheitliches Ungleichgewicht wieder ins Lot zu bringen, ohne schädliche Nebenwirkungen oder unerwünschte Nebeneffekte. Wenn sich die Fähigkeiten, geistig zu heilen, stark verbreiten würden, dann könnte dies zu einer wahren »Volksmedizin« werden. Diese könnte tatsächlich zu einem wesentlich besseren Leben in der Gesellschaft beitragen.

Die Anlagen zum Geistigen Heilen sind schon in der Natur des Menschen vorhanden. Doch die Mehrheit der Menschen wurde und wird dazu erzogen, sich selbst für unfähig, klein, minderwertig und ungenügend zu halten.

Von Kindheit an werden wir kleiner gemacht, als wir sind. »Das kannst du nicht, dazu bist du viel zu klein«, so lauten die gängigsten Warnungen besorgter, wohlmeinender Erwachsener. Kinder lernen nicht, auf eigene Errungenschaften stolz zu sein, sondern lernen, dass Lob der Lohn für Geschafftes ist und Tadel eine Rüge für vermeintliches Versagen.
In der Schule werden Fehler gezählt und nicht das, was richtig gemacht wurde. Individuelle Talente und Stärken werden unterdrückt und mutwillig zerstört, um einer gesellschaftlichen Norm zu entsprechen, die allein auf Konsum, und Wettstreit und Konkurrenz ausgerichtet ist. Jeder ist allein und jeder ist gegen jeden.

Ein wertschätzender, respektvoller und liebevoller Umgang ist schon in den Familien eine Seltenheit, von der Schule ganz zu schweigen. Auf diese Weise lernen die Menschen sich nach dem zu bewerten, was sie nicht können, anstatt danach, was sie können und könnten, wenn man ihnen die Freiheit ließe. Das schafft Abhängigkeiten und die Gefangenschaft im Hamsterrad: arbeiten, Geld verdienen, um horrende Mieten oder Raten für vermeintlichen Besitz zu zahlen. Arbeiten, um dann meist denaturierte, industriell hergestellte Nahrungsmittel zu kaufen, die zu Ernährungsfehlern mit zwangsläufiger Krankheit führen, die dann wiederum ganze Heerscharen von Mitarbeitern der Ärzteschaft und Nutznießern der Pharmaindustrie ernährt. Als Entspannung gibt es dann das Fernsehen, das uns durch Manipulation noch tiefer in die Irre führt, unter anderem mit der Vorstellung von Schönheitsidolen, denen man nicht gerecht werden kann, weil es diese in Wirklichkeit gar nicht gibt.

Ein wirklich guter und sehr wirksamer Schritt heraus aus diesem Kreislauf der Illusionen, ist gesund zu sein und gesund zu bleiben. Ebenso gut ist es, die Möglichkeit zu haben, wieder gesund zu werden und besonders gut und beglückend ist es, andere wieder gesund zu machen.

In diesem Zusammenhang denke ich auch ausdrücklich an das Älterwerden: Allein wenn man verhindern kann, im Alter ein Pflegefall zu werden, bedeutet das, dass man sich, der Familie und auch dem Staat viel Geld erspart. Der Platz in einem Altersheim kostet schon heute zwischen 3500,- und 5000,- Euro im Monat. Schlimmstenfalls gehen dafür sogar Haus und Hof und alle Ersparnisse drauf, man wird möglicherweise richterlich entmündigt und bekommt einen Betreuer vor die Nase gesetzt. So vegetiert man in einem Altenheim vor sich hin und wenn man sich dagegen auflehnt, wird man in der Regel medikamentös ruhig gestellt.

Entkommt man diesem Zustand nun durch gute körperliche Gesundheit und geistige Fitness, dann entgeht einem ganzen »Gesundheitszweig« sehr viel Geld.

Meiner Ansicht nach ist das Geld in unseren eigenen Taschen wesentlich besser aufgehoben. Schließlich haben wir ja unser ganzes Leben lang schwer dafür gearbeitet.

Meine Mutter ist, während dieses Buch entsteht, 84 Jahre alt und eine wahrhafte Vorzeige-Seniorin. Alle Schüler bewundern sie aus tiefster Seele. Mit 82 hatte sie einen Unfall. Sie ist ausgerutscht und dabei ging ihre rechte Hüfte zu Bruch. Im Krankenhaus hat man die Hüfte im wahrsten Sinne des Wortes zusammengeflickt. Mit dem Resultat, dass sie immer Schwierigkeiten und erhebliche Schmerzen beim Gehen hatte und zur Fortbewegung stets auf zwei Krücken angewiesen war. Der Operateur gab einige Monate nach der Entlassung zu, dass man einen so alten Menschen nicht wie einen jungen operieren würde, weil man davon ausginge, dass ein Mensch in diesem Alter und mit einer solchen Verletzung sowieso nicht mehr aus dem Bett aufstehe! Das waren tatsächlich seine Worte. Allerdings wurde meine Mutter noch einmal operiert, die Fehler wurden korrigiert, die Operation gelang diesmal und heute reist sie wieder in ganz Deutschland umher. Dass sie das kann, führen wir alle zum einen auf unsere Bemühungen mit Geistigem Heilen zurück, zum anderen auf die erneute, gut durchgeführte Operation. Die wirksame Kombination von Geistigem Heilen und erfolgreicher Hüftoperation erlaubt es ihr, ein selbstbestimmtes, erfülltes und freudvolles Leben zu führen.

Diese Seniorin ist mit ihren 84 Jahren als Geistige Heilerin tätig und unterrichtet auch bei uns die geistigen Heilweisen. Sie wird respektiert, geliebt und gebraucht. Welcher alte Mensch kann das heute von sich sagen?

Es sind die einzelnen Menschen, die unsere Welt ausmachen. Jeder Mensch ist auf seine Art großartig. Ob jung oder alt. Die Menschen vergessen bei ihrem Streben nach den illusorischen gesellschaftlichen Idealen und Leitbildern, welche Kräfte sie in sich tragen. Sie betrachten die Errungenschaften der Technik und der Wissenschaft als etwas, das nicht von ihnen kommt. Dabei ist alles, was wir haben, außer dem, was die Natur erschafft, aus dem menschlichen, schöpferischen Geist entstanden. Nur werden die meisten Menschen eben zu destruktiver Abhängigkeit erzogen, damit sie für die Dinge, die sie angeblich brauchen, Geld ausgeben und somit die Wirtschaft ankurbeln und aufrechterhalten. Auf diese Weise wird der Glaube an die eigene schöpferische Kraft untergraben. Wer seine Kräfte erkennt und selbst erfährt, dass er etwas bewirken kann, hat die Möglichkeit, sich in positiver Interdependenz mit anderen auszutauschen und zu einem reichen Leben in Wohlstand und gegenseitigem Wohlwollen beizutragen.

Im Verlauf der Ausbildung bei uns werden durch die Verschmelzung von Einweihung und Heiltechnik diese unvorstellbaren Kräfte zugänglich gemacht, erfahren und erlebt. Es ist als Wunder zu bezeichnen, wenn sich zeigt, was durch das Freisetzen des inneren Potenzials alles möglich wird.
Viele Schüler teilen mit, dass die Manifestation der Kraft der Gnade sie weit über ihre eigene Vorstellungskraft hinausträgt und alle Horizonte sprengt.

Zurück zu meinem Vorhaben, mein Wissen und meine Fähigkeiten weiterzugeben. Bevor ich es in die Praxis umsetzen konnte, musste ich noch einige praktische Angelegenheiten klären: Was sollte ich für die gesamte Ausbildung verlangen? So viel, wie ich selbst bezahlt hatte? Unmöglich! Meine eigene Ausbildung hatte mich ein kleines Vermögen gekostet, doch diese gewaltige Summe konnte ich niemandem zumuten. Das hieße, dass Gundi und Frank zusammen das Doppelte meiner eigenen Investition hätten aufbringen müssen – undenkbar.
Am Ende legte ich mich auf ein Drittel meines finanziellen Einsatzes fest. Zwei Jahre sollte die Ausbildung dauern, an acht Wochenenden würden im Zentrum San Esprit Intensivkurse stattfinden. Freitagnachmittag legte ich als Anreisetag fest, Sonntagabend würden die Schüler wieder nach Hause fahren. Ich entschied mich für kleine Gruppen, ich wollte auf jeden Teilnehmer eingehen und ihn ganz individuell anleiten können.

Heute stehen die Kurse und sind manchmal lange vor Beginn schon ausgebucht. An jedem Wochenende wird Neues gelernt und bei jedem Ausbildungsschritt ermutige ich die Schüler, so früh wie möglich im Bekannten- und Freundeskreis die erworbenen und eingeübten Methoden anzuwenden.

»Ist das nicht übereilt? Können wir denn so schnell schon etwas bewirken? Oder womöglich sogar etwas falsch machen?«, fragen mich einige, die sich unsicher fühlen. Damit die Erfahrung der eigenen Fähigkeit gemacht werden kann und das Vertrauen in diese gefestigt wird, arbeiten wir sehr viel untereinander und miteinander. Alles, was wir innerhalb der Ausbildung kollektiv erleben und gegenseitig beobachten, trägt zu einem Wachstum des Vertrauens in die erlangten Heilkräfte bei.

Ich weiß aus eigener Erfahrung, wie es sich anfühlt, unsicher zu sein, und wie wichtig es ist, zu üben, zu üben und nochmals zu üben. Denn nur durch die Erfolge, die bewirkt werden, wächst das entsprechende Bewusstsein. Mit dem Erfolg wachsen die Sicherheit und das Selbstvertrauen. Und mit dem Selbstvertrauen wächst das Vertrauen in die Heilkraft und mit dem Vertrauen in die Heilkräfte auch die Heilkraft selbst.

Zugleich mache ich den Schülern noch einmal klar, dass beim Geistigen Heilen, wie es von uns gelehrt und praktiziert wird, niemals ein Schaden angerichtet werden kann. Wir verschreiben keine Pillen und geben keine Spritzen mit unerwünschten Nebenwirkungen, wir schneiden nicht, fassen keinen Klienten hart an, ziehen nicht, massieren nicht, manipulieren nicht. Es kann also nichts Negatives passieren.
Wir möchten Schmerzen lindern und Krankheiten heilen, in manchen Fällen auch die Seele von Verletzungen aus der Vergangenheit befreien – das ist unser Ziel. Unser ethisches Ziel ist es auch, die Menschen, die sich uns anvertrauen, in die Freiheit zu entlassen. Ein Gesundeter muss zwar nicht wiederkommen, da er uns eigentlich nicht mehr braucht. Dennoch sind viele regelmäßig hier, weil die Heilsitzungen ihnen so gut tun. Sie möchten den guten Zustand aufrecht erhalten, manche möchten kleine Sünden wieder gut machen oder einfach wieder auftanken.

Jedes der acht Wochenenden wird als wunderbar und spannend erlebt. Jedes Modul wird mit seinem jeweiligen Inhalt mit großer Sorgfalt gelehrt und bereits während des Kurses von den Schülern eingeübt –

wechselseitig praktizieren sie die verschiedenen Techniken mit- und aneinander.

Die Ernsthaftigkeit und der Einsatz der Schüler sind beeindruckend. Es macht mir große Freude, mit ihnen zusammen zu sein und sie zu unterrichten und ich bin zugleich offen für jeden Vorschlag, für jede Anregung und auch für jede Frage der Schüler. Ich begrüße ihre Individualität und respektiere ihre Persönlichkeit, unterstütze jede kreative Idee für eine neue Anwendung oder Variation der Methoden. Es ist faszinierend, was dabei schon herausgekommen ist. Frank hat intuitiv begonnen, SKY auf einzelne Organe anzuwenden, und überraschte die Gruppe mit seiner Schilderung. Wir alle haben es sofort ausprobiert und erzielten unglaubliche Ergebnisse. Eine Schülerin namens Steffi versuchte in Zusammenarbeit mit ihrer Kommilitonin Gabi, die Umprogrammierung in der Phase der Empfängnis, stellvertretend für ihren kleinen Sohn, durchzuführen. Das Experiment ist sehr gut gelungen. Es war für Steffi zwar ein Kraftakt, aber die Wirkung war überwältigend! Der Junge, ein sehr verschlossenes und auch abweisendes Kind, war wie ausgewechselt, fühlte sich deutlich wohler und wurde auffallend fröhlicher.

Ich finde es wunderbar, wenn Schüler etwas lernen oder herausfinden, was ich selbst noch nicht weiß oder kann, denn das trägt zum Wachstum und Können aller bei. Mir ist klar, dass es für mich und uns noch so viel zu lernen gibt, sodass ich gar nicht auf die Idee kommen würde, amazinGRACE absolutistisch darzustellen. Ich habe im Verlauf meines Werdegangs einige Heiler erlebt, die puristisch, alleinherrschend und überheblich gewesen sind und das war mir sehr unangenehm.

Ich würde niemals sagen, dass wir mit amazinGRACE die einzig richtigen Heilmethoden praktizieren und wenn mich Schüler über eine Ausbildungsmöglichkeit informieren, die sie gut finden und die ich noch nicht kenne, dann bin ich sofort bereit, mich damit zu befassen, um mehr darüber zu erfahren.
Ich bin weder allwissend noch eine über den Sphären schwebende Schamanin. Ich bin ein Mensch wie alle anderen auch und nehme

somit auch keinen esoterisch klingenden Künstlernamen an. Ich heiße ganz einfach Müller, so wie andere Meier, Schulze oder Schmid. Meine Fähigkeiten zu heilen habe ich durch meine Ausbildung und aus eigener Anstrengung sowie mit meinem engagierten Enthusiasmus erworben. Und da ich, wie bereits erwähnt, der Überzeugung bin, dass jeder hoch motivierte Mensch in der Lage ist, diese Fähigkeiten zu lernen, biete ich jedem Interessierten an, sich an der École San Esprit für eine Ausbildung zu bewerben.

Die Voraussetzungen, um angenommen zu werden, sind: ein Beruf, wobei die Arbeit als Hausfrau selbstverständlich auch dazu zählt, sowie psychische Gesundheit. Menschen, die Drogen oder Psychopharmaka nehmen, können an der Ausbildung leider nicht teilnehmen.

Wir machen einige sehr intensive, bewusstseinserweiternde Wahrnehmungsübungen, die oft die Grenzen des Verstandes sprengen. Dies muss ein Schüler aushalten und verkraften können. Nicht nur deshalb bedarf es einer gestandenen Persönlichkeit mit Realitätssinn. Wichtig ist dies auch als Fundament, um das Geistige Heilen verantwortungsvoll auszuüben.

Und auch das ist mir als ernst zu nehmende Heilerin wichtig: Alle angehenden Schüler – sowie meine Klienten und jeder, der sich bei uns über das Geistige Heilen informiert – sollten wissen, dass wir selbstverständlich mit Ärzten, Heilpraktikern und Physiotherapeuten zusammenarbeiten, um für den jeweiligen Hilfesuchenden das bestmögliche Ergebnis zu erreichen. Eine Heilweise wie die unsere soll nicht als Ersatz für ärztlich verordnete Medikamente und Behandlungen angesehen werden.

Mit unseren Klienten den Weg des Geistigen Heilens zu gehen heißt demnach nicht, dass wir die medizinischen Errungenschaften gänzlich beiseiteschieben oder ablehnen.

Die regelmäßigen Erfolge durch das Geistige Heilen zeigen allerdings auf, dass es außer den modernen ärztlichen Methoden noch einen anderen Zugang zu einem möglichen Heilprozess gibt. Es werden auch immer mehr Fälle in der Öffentlichkeit bekannt, bei denen die Schulmedizin nicht weitergekommen ist und durch Geistiges Heilen wissenschaftlich unerklärliche Spontanremissionen aufgetreten sind. Eine Garantie auf Heilung ist dies natürlich nicht.

Eine Heilung selbst erlebt oder miterlebt zu haben, ist sehr inspirierend. Die meisten Schüler der École San Esprit entscheiden sich für die Ausbildung, weil sie selbst bei uns geheilt wurden oder aber Verwandte, häufig auch Freunde, ihnen von einer beeindruckenden Heilung berichtet haben.

Die Physiotherapeutin und Heilpraktikerin Christiane Schönebeck, die in der Zwischenzeit Dozentin an der École San Esprit geworden ist, ließ sich bei uns ausbilden, nachdem sie viele Jahre in einem Krankenhaus gearbeitet, sich dann selbstständig gemacht und unterschiedliche Heilverfahren praktiziert hatte und feststellen musste: Noch immer konnte sie ihren Patienten nur sehr begrenzt helfen.
Eine Freundin nahm sie mit zum legendären Tag der offenen Tür im Januar 2008.
Ihre Erlebnisse erzählt sie immer wieder gerne:
»Am Eingang wollte ich gleich wieder umdrehen. Geistiges Heilen kam mir doch etwas spooky, etwas unheimlich vor. Nach einer kleinen Spazierrunde ums Haus fasste ich mir dann doch ein Herz und ging hinein. Ja, und dann war es eigentlich schon geschehen.«
Aufmerksam verfolgte sie an diesem Tag der offenen Tür eine Heildemonstration. Sie sah mit eigenen Augen, wie ich ohne jegliche Berührung bei einem jungen Mädchen mit Skoliose diese in Sekundenschnelle fast komplett beseitigte. Das vorher schiefe Becken war anschließend gerade, die verschobenen Schulterblätter hatten sich ausgeglichen, die krumme Wirbelsäule war wieder aufgerichtet. Christiane konnte nicht fassen, was sie beobachtet hatte.
Während sie sich an dieses Erlebnis erinnert, ist die enorme Verwunderung, die sie damals erlebt hat, noch immer spürbar: »Mein rational und analytisch–schulmedizinisch denkendes ›Physiogehirn‹ konnte das gar nicht begreifen, weil so etwas gar nicht gehen kann – Hokuspokus! Aber mein Herz wusste, da ist was dran!«
Christiane verfolgte auch aufmerksam, wie ihre Freundin Kathrin, die bereits an der Ausbildung in der École San Esprit teilnahm, von

jedem Lehrgang begeistert erzählte und sich selbst auch erstaunlich entwickelte.

»Meine Freundin wurde offener, hatte eine glückliche Ausstrahlung, sie war geradezu euphorisch, blieb dabei aber vollkommen auf dem Teppich«, stellt die Physiotherapeutin fest. All diese Aspekte ließen den Entschluss in ihr reifen, auch einmal zu einer Heilsitzung zu kommen.

»Ich hatte dann schon ein komisches Gefühl, als ich die Treppe zum Behandlungsraum hochging und war beeindruckt von der heiligen Stimmung im Raum«, erinnert sie sich. »Erst wurde ich vermessen und fotografiert, dann begann die Heilung. Es war phänomenal, wie sich mein Körper von selbst bewegte: Ich spürte das ›Ausgleichen‹ meines Beckens, ein Bein wurde länger, die Schultern zuckten, alles kribbelte. Wow! Nach der Sitzung wusste ich: Dies ist mein Weg! Ich hatte endlich gefunden, wonach ich gesucht hatte!«

Sie schickte zahlreiche ihrer eigenen Patienten zu uns und war jedes Mal von dem Ergebnis, auf das sie immer sehr gespannt wartete, verblüfft und enorm beeindruckt. Eine Dame, die unter einer starken Skoliose litt, ging nach den Heilsitzungen wieder aufrecht, die Versteifung und Verkrümmung der Wirbelsäule waren nahezu behoben. Eine andere ihrer Patientinnen mit Morbus Bechterew – sie konnte ihre rechte Schulter kaum noch bewegen – stand kurz vor einer Operation. Für die Ärzte war der Eingriff dringend geboten. Doch zuvor schickte Christiane die Dame zu uns und tatsächlich – die Beschwerden verschwanden, sie konnte ihre Schulter frei und ohne Schmerzen bewegen. Sie brauchte keine OP.
Wieder eine andere Patientin, die einen Schlaganfall erlitten hatte, wurde nach einigen Heilsitzungen von ihrem »spastischen Gangbild« befreit, die starken Schulterschmerzen verschwanden. Eine junge Frau, die seit ihrer Geburt an Rheuma litt und deren Gelenke teilweise schon leicht deformiert waren, war nach nur zehn Heilsitzungen beschwerdefrei.

Das sind nur einige Fälle von vielen, die Christiane dazu bewogen haben, selbst die Ausbildung in der École San Esprit zu machen.

Sie musste schon früher beim Thema Geistheilen immer wieder an Eltern denken, die ihr weinendes Kind sofort und spontan in den Arm nehmen, wenn es sich wehgetan hat, auf das »Aua« pusten, ihre Hand darauf legen und »heile, heile Segen« singen. Heute kann sie das Geistige Heilen als mannigfache Potenzierung dieses hilfreichen elterlichen Ritus sehen. Wenn Eltern intuitiv spüren, was ihr Kind braucht, es liebevoll berühren und ihm besänftigend über die Wange streicheln, dann ist dieses tröstliche Ritual wie ein Hauch Geistiges Heilen.

Und nun zu einer anderen Schülerin, die auf besonders bemerkenswerte Weise zu ihrer Ausbildung bei uns kam: In der Zeitschrift »Fliege«, dem Magazin des bekannten Fernsehpfarrers Jürgen Fliege, erschien ein Artikel über unsere Klinik. Daraufhin kam eine Frau mit ihrem Mann und ihrem Sohn aus Bremerhaven für einige Tage zu uns.

Das Ehepaar litt unter einer Allergie und bekam mehrere Heilsitzungen. Als sie, wieder zu Hause angekommen, den ersten Apfel-Allergietest durchgeführt hatten, war die Überraschung perfekt. Heike, die Ehefrau, schrieb mir daraufhin: »Ich habe die Apfelsorte Jonagold gekauft, auf die ich am stärksten allergisch reagierte. Schon nach einem Bissen bekam ich bisher einen brennenden Hals und heftige Magenkrämpfe, die über Stunden anhielten. Das Gleiche geschah bei Möhren. Nun aber konnte ich den ganzen Apfel essen ohne jegliche allergische Reaktion. Am Sonntag traute ich mich an eine Möhre und ich habe sie komplett aufgegessen, ohne allergisch zu reagieren. Mein Mann, der bereits seit Jahren überhaupt kein Obst mehr essen konnte, hat am Samstag nach mehreren Bissen in einen Apfel noch leicht allergisch reagiert. Am nächsten Tag aber bereits weniger. Ich habe außerdem festgestellt, dass meine Beine viel gerader geworden sind. Ich weiß, dass ich mir das nicht einbilde. Leider bekam ich schon wieder mehrmals Migräne, aber vielleicht tut sich da auch noch etwas, denn nach den Heilsitzungen bei Ihnen reiht sich Wunder an Wunder.«

Und was diese Familie besonders freudig überraschte, war die Reaktion ihres Sohnes auf die Heilsitzung: Schon auf der Rückfahrt berichtete er, dass seine Augen »irgendwie anders wären«. Zuvor hatte sich sein linkes Auge immer »abgeschaltet« und war gleichzeitig »weggerutscht«, sobald man eine Hand davorhielt. Nun konnte er auf einmal die Hand vor seinem Auge sehen und das Auge blieb sogar an seinem Platz.

Der Augenarzt hatte ihm klipp und klar gesagt, dass man an dem Zustand seines Auges nichts ändern könne, da die entsprechende Funktion vom Gehirn gesteuert werde.

Das Problem mit den Augen hatten die Eltern nur nebenbei erwähnt, sie erhofften sich gar keine deutliche Verbesserung. Eigentlich hatten sie den Sohn zu uns gebracht, weil er morgens unter starkem Würgereiz litt, der sich erst im Verlauf des Vormittags legte und der es ihm häufig unmöglich machte, in die Schule zu gehen. Den Würgereiz konnten wir beseitigen, doch das Tragen einer alten Zahnspange löste ihn erneut aus. Erst als die Zahnspange des Jungen an den durch die Heilsitzungen veränderten Biss angepasst wurde, stabilisierte sich sein guter Zustand dauerhaft.

Nun waren das Staunen und die Freude über das unverhoffte Resultat seines Augenproblems besonders groß!

Heike war auch so glücklich über ihre eigene Heilung, dass sie, wie sie sich ausdrückte, »ein ganz tiefes Verlangen« verspürte, die Ausbildung zu absolvieren. Viele »widrige Umstände« sprachen dagegen, sie musste beispielsweise, um zu uns zu gelangen, jedes Mal fast 800 Kilometer überwinden, doch sie versicherte uns: »Ich weiß genau, dass ich auch die dreifache Strecke in Kauf nehmen würde. Kein Weg wäre mir zu weit!« Im Verlauf der Ausbildung verschwand auch ihre Migräne komplett. Heike hat heute eine erfolgreiche Heilpraxis in Mecklenburg–Vorpommern und es geht allen sehr gut.

Eine weitere Klientin kam ebenfalls von weither mit ihrer fast 90-jährigen Mutter angereist. Was mit der Mutter geschah, versetzt mich heute noch in ungläubiges Staunen: Seit über 30 Jahren hatte sie eine Trigeminus-Neuralgie, die ihr zum Schluss täglich so fürchterliche Schläge versetzte, dass ihr die Tränen kamen und ihr ganzer Körper wie elektrisiert war. Sie konnte kaum gehen und sehr schlecht sprechen. Die Medikamente hatten nicht geholfen, sondern nur ihren Geist so träge gemacht, dass sie sich nicht mehr richtig artikulieren konnte. Seit 2007 kamen noch Ohnmachtsanfälle dazu. Sie sollte im Oktober 2008 in Dessau operiert werden mit dem Risiko, dass ihre Gesichtsnerven möglicherweise gelähmt sein würden.

Im Jahr 2004 wurde sie an den Augen – grauer Star – operiert. Nach der zweiten Operation konnte sie auf dem linken Auge nur noch Schwarz sehen. Die Ärzte wollten ihr Spritzen in das blinde Auge geben, um die Krankheit aufzuhalten. Die Kosten dafür, 1.500,- Euro, hätte sie selbst tragen müssen. Darüber war die Seniorin besonders entsetzt, denn was hätten die Ärzte denn aufhalten wollen, da sie an dem Auge doch sowieso nur Schwarz sah. Schlimmer hätte es doch gar nicht kommen können, sagte sie.

Nach nur drei Tagen Aufenthalt in unserer Klinik blieben die neuralgischen Schläge aus und das linke Auge begann wieder Helligkeit wahrzunehmen. Später konnte sie dann sogar Gesichter erkennen und Ohnmachtsanfälle bekam sie gar keine mehr.

Ihre Tochter Ulrike fühlte sich während dieses Heilaufenthaltes zusammen mit ihrer Mutter von der Gnade zutiefst berührt. Ihr ganzes Leben ist seitdem sehr viel reicher und der Wunsch, an der Ausbildung teilzunehmen, wurde so stark in ihr, dass sie beschloss, sich in der École San Esprit anzumelden. Sie berichtet, dass die Teilnahme an der Ausbildung für sie persönlich bahnbrechend ist. »Ich fühle mich so, als hätte ich mich selbst, mein Leben und meine Bestimmung gefunden.« Diese Gefühle kann ich gut nachempfinden, denn so geht es mir auch!

Vor einiger Zeit brachte ein Herr mittleren Alters, der selbst schon eine Heilerausbildung absolviert hatte, seine über achtzigjährige Mutter zu uns. Sie litt unter starker Osteoporose, war bereits 15 Zentimeter geschrumpft, die Wirbelsäule war so in sich zusammengefallen, dass auf der linken Seite die Rippen auf die Hüftknochen stießen. Das Leben dieser alten Dame bestand nur noch aus Schmerzen. Sie blieb stationär eine gesamte Woche bei uns, es ging ihr von Tag zu

Tag besser. Ihr Sohn, der bei den Heilsitzungen immer dabei war und mit großen Augen zusah, konnte es nicht fassen: »Was ihr da könnt, das gibt's nicht!«

Er erzählte uns dann von einer Technik, die er von einem Heiler gelernt hatte: »Stelle dir einen Eimer vor, der vor dir auf dem Boden steht. Hole alles Ungute aus dem Körper heraus und werfe es in diesen imaginären Eimer, dann verschwindet es.« Jetzt habe er im Geiste immer seinen Eimer dabei, um das ungute Zeug da reinzuwerfen, aber das helfe ihm auch nicht wirklich weiter. Was ich denn davon hielte?

Ich erklärte ihm ausführlich die vergleichsweise einfachen Grundlagen von amazinGRACE. Die Heilergebnisse bei seiner Mutter überzeugten ihn so nachhaltig, dass er bei uns die Ausbildung begonnen hat.

Positive Heilergebnisse motivierten auch eine junge Dame, sich bei uns ausbilden zu lassen. Sie litt an schwerer Neurodermitis.

Nachdem sie an zwei Heilsitzungen teilgenommen hatte, zeichnete sich bei ihr eine klare Veränderung ab. Sie konnte sogar das Cortison absetzen, welches sie eineinhalb Jahre genommen hatte. Seither hat sie es nie wieder gebraucht.

Begeistert entschied sie sich für die Ausbildung und direkt nach dem ersten Modul sagte sie zu uns in der Gruppe mit bewegter Stimme: »Ich habe diese Krankheit bekommen, damit ich hierherkomme und das Heilen erlerne, damit ich erlebe, wie viel Kraft wir Menschen im Geist besitzen. Zum ersten Mal in meinem Leben fühle ich mich frei und bin gleichzeitig Herr über mein Leben.«

Ebenfalls frei und wie erlöst durch amazinGRACE fühlte sich eine Büroangestellte, die seit vielen Jahren an Rheuma litt. Als sie das erste Mal unsere Klinik betrat, entsprach sie schon äußerlich dem Bild, das man sich von einem Menschen mit starken rheumatischen Beschwerden macht: hölzerne Körperhaltung, die Hände bogenförmig verkrampft, auch die Finger nach innen gekrümmt. Ihren Beruf konnte sie nur noch mit Mühe ausüben, das Tippen war beschwerlich, sie arbeitete extrem langsam und war Tag und Nacht angespannt. Nach nur drei Heilsitzungen streckten sich die Finger, wurden beweglicher, die Handgelenke entkrampften sich. Staunend betrachtete sie ihre Hände, ließ sie kreisen, streckte und beugte immer wieder jeden einzelnen Finger.

Den Kollegen dieser Klientin fiel die Veränderung sofort auf: Wie aus heiterem Himmel konnte sie auf einmal fast mühelos schreiben! Eines Tages schrieb sie sich dann für die Ausbildung ein, denn sie wollte mit der Heilkraft arbeiten, um das neu erwachte Lebensgefühl zu bewahren und auch, um ihr persönliches Wachstum zu nähren. Und damit hat sie sehr recht, denn wer mit diesen Energien handelt, bleibt automatisch in dieser guten Schwingung und hat immer den Nutzen davon.
Die Büroangestellte heilt heute auch andere Menschen, es ist nicht bei der Selbstheilung geblieben.

Ganz wundervoll und beflügelnd ist auch die Geschichte von Kathrin. Sie arbeitete als zahnmedizinische Fachassistentin mit Schwerpunkt Prophylaxe- und Parodontosebehandlung.
Sie litt bei der Arbeit unter entsetzlichen Rückenschmerzen und hatte, wie es andere auch tun, medizinisch alles versucht, um ihre Schmerzen zu beheben oder zumindest zu lindern – vergeblich. Voller Skepsis und nach langem Zögern kam sie zu einer Heilsitzung, die ihr sofort Erleichterung verschaffte. Darüber war sie so erstaunt, dass sie noch mal kam. Nach der Sitzung fragte sie mich dann, ob ich auch bei Tieren etwas bewirken könne. Ich bejahte und sie legte mir daraufhin ihr Pferd, das einen extrem unsauberen Gang hatte, ans Herz.
Sie brachte ein Foto ihres Pferdes und als ich eines Nachmittags die nötige Ruhe fand, setzte ich mich in einen Sessel und arbeitete mit dem Foto. Ich wusste nicht, dass sie gerade beim Reiten war und sie wusste nicht, dass ich mich just in diesem Moment auf die Fernheilung ihres Pferdes konzentrierte. Welch ein Zufall!
Jedenfalls saß sie im Sattel und stellte auf einmal ein Veränderung bei ihrem Pferd fest: Es entspannte sich, sein Gang war butterweich, das

Tier bewegte sich mit frappierender Geschmeidigkeit. Die Reiterin stutzte, beobachtete weiterhin ihr Pferd: die Bewegungsabläufe sauber und gelöst. Da folgerte sie, dass ich dabei war, per Fernheilung zu arbeiten. Als wir etwas später darüber sprachen, stellte sich tatsächlich heraus, dass die Fernheilung und die Verhaltensveränderung ihres Pferdes zeitlich exakt übereinstimmten. Es war für uns beide ein tolles Erlebnis.

Einige Tage später brachte sie ihren Vater zu uns. Er hatte einen Herzinfarkt gehabt, besaß seitdem kein Gefühl mehr in den linken Zehen, die Wade war verhärtet und schmerzte – trotz sportlicher Betätigung, trotz manueller Therapie, Akupunktur und weiterer Behandlungsformen. Er blieb therapieresistent. Nun begab er sich also mit einem unsicheren Lächeln auf meine Liege, um bereits nach der ersten Heilsitzung festzustellen: Die Verhärtung der Waden war durch die Heilsitzung aufgelöst, er bekam wieder Gefühl in sein Bein, spürte seine Zehen wieder.
Für seine Tochter stand jetzt fest, dass sie mit der Ausbildung beginnen wollte, nur machten ihr die Kosten zu schaffen. Doch da kam der Vater ins Spiel: »Des machst! Auf jeden Fall, wenn man des lernen kann, dann machst des!«
Kathrin ist fertig mit der Ausbildung, hilft heute voller Enthusiasmus beim Unterricht und ist eine erfolgreiche Heilerin, die schon Kieferknochengewebe wieder aufbaute.

Manche finden auf besonders überraschenden Wegen zur École San Esprit. Sie haben noch nie von uns gehört, doch plötzlich scheint das Schicksal ihnen ein Zeichen zu geben. Es kam beispielsweise eine Heilpraktikerin und Homöopathin zu uns, die sich in einer tiefen persönlichen Krise befand. Eines Tages ging sie zum Beten in die Kirche und bat Gott inständig um einen Fingerzeig: »Was soll ich tun? Ich suche schon so lange nach einem sinnvollen Lebensziel und finde es nicht!« Sie verließ die Kirche, stieg in die U-Bahn, suchte sich einen Platz. Da fiel ihr Blick auf eine Zeitschrift, die aufgeschlagen auf dem unbesetzten Sitz neben ihr lag. Die junge Frau griff sich das Blatt und las den Artikel, der aufgeschlagen war. Es handelte sich um einen ausführlichen Beitrag über die Klinik San Esprit. Sie verschlang den Bericht und wusste auf einmal, dass sie sich in unsere Heilerschule begeben würde. Für sie stand fest: Das ist der erhoffte Fingerzeig Gottes. Sie hat tatsächlich die Ausbildung bei uns absolviert und ist seitdem eine andere. Sie sagt, ihre persönliche Welt sei reich geworden, sie sei auf dem besten Weg zu einem ganz und gar sinnvollen Leben.

Es ist nicht das einzige Mal, dass ein Bericht über unsere Klinik wie eine Art Weckruf wirkt. Eine unserer späteren Schülerinnen beispielsweise war in ihrem Wohnzimmer gerade in die Zeitschrift »Visionen« vertieft, entdeckte einen Beitrag über San Esprit, las ihn von der ersten bis zur letzten Zeile und dachte sich: »Das würde ich zu gerne machen! Aber Papier ist bekanntlich geduldig, da kann man alles Mögliche schreiben. Ob das wirklich alles so stimmt? Es klingt zu toll, um wahr zu sein!«
Sie erkundigte sich im Internet, doch die Informationen, die sie dort fand, genügten ihr nicht, sie misstraute der ganzen Geschichte. Vielleicht war alles nur schöner Schein? Oder bloß Bluff? Dann las sie aber, dass Frank Gaschler die Ausbildung bei uns absolviert hatte. Sie kannte ihn persönlich, weil sie an einem Workshop über Gewaltfreie Kommunikation, den er gegeben hatte, teilgenommen hatte.
»Wenn Frank das macht, dann muss da was dran sein!«, sagte sie sich. Nach einem eingehenden Telefonat mit ihm reiste sie aus Rheinland-Pfalz an und begann mit der Ausbildung bei uns.

Die Allgemeinmedizinerin und Internistin Dr. med. Schaarschmidt – mittlerweile auch Dozentin bei uns – hatte sich schon lange mit dem Gedanken befasst, eine Ausbildung im Geistigen Heilen zu machen. Und als sie 2008 unsere Heilertage besuchte, meinen Vortrag hörte und an der anschließenden Podiumsdiskussion teilnahm, sprang der Funke über. Sie sprach mit unserem Schirmherrn, Pfarrer Fliege und anschließend mit dem Chemiker und Wissenschaftsjournalisten Dr. Rolf Froböse. Danach war ihr klar, dass die Ausbildung in unserer Heilerschule für sie das Richtige war.
In einer ihrer Publikationen über das Phänomen Geistheilung schreibt Frau Dr. Schaarschmidt unter anderem: »Geistheilung ist Heilung

durch eine Veränderung im Denken und Empfinden des Menschen. Diese Veränderung geschieht in der Regel durch die Verbindung mit einer göttlichen Instanz. ‚Werkzeuge' einer solchen Veränderung sind zum Beispiel Gedanken, Emotionen, Gefühle oder Berührung mit geistiger Intention (sogenanntes Handauflegen). Dabei ist wahrscheinlich die geistige Ausrichtung auf Gott oder eine ‚höhere Energie' wesentlich. In der Praxis ‚erfühlt' man ‚heilende Zustände' wie Wohlbefinden, Liebe und Gesundheit.«

Eine ganze Reihe Schüler nimmt an unseren Lehrgängen teil, um in ihrem Leben neue Türen zu öffnen. Sie sind nicht krank, sie suchen nicht nach Heilung für körperliche Beschwerden, wonach sie sich sehnen, ist eine sinnstiftende Möglichkeit, zu wachsen und sich weiterzuentwickeln. Sie möchten mehr aus sich herausholen und neue Wege erproben. Durch einen bemerkenswerten Zufall, durch ein bestimmtes Gespräch oder eine unerwartete Begegnung werden sie »zufällig« auf die École San Esprit aufmerksam – und fühlen sich dann intuitiv dazu inspiriert, an der Ausbildung teilzunehmen.

So erging es einer Pilates-Trainerin, der auffiel, dass sich eine ihrer Schülerinnen in ihrem Studio ganz anders bewegte als bisher. Ihre Körperhaltung war straffer, ihre Bewegungen schienen geschmeidiger, die Atmung ruhiger. Die Schülerin war auch konzentrierter als sonst, ihre Ausstrahlung klarer und selbstbewusster. Was war mit ihr passiert? Auf diese drastische Veränderung angesprochen, erzählte die junge Frau ausführlich von ihrer Ausbildung an der École San Esprit, worauf sich die Trainerin spontan in unserer Heilerschule anmeldete. Sie plant, unsere Methoden des Geistigen Heilens in den USA zu praktizieren, was ich für eine richtig gute Idee halte.

Annette Bokpe, eine kritische Journalistin aus Berlin, mit der ich seit Jahren in telefonischem Kontakt stand, rief mich eines Tages wieder einmal an. Ich erzählte ihr von den Veränderungen in meinem Leben und auch von der Ausbildung. Schließlich nimmt sie als ausgesprochen skeptische Beobachterin an der amazinGRACE-Ausbildung teil. Voller Zweifel, aber auch neugierig verfolgt sie die ersten Ausbildungsstunden.

Trotz aller von ihr zuvor recherchierten positiven Heilberichte und Er-
folgsschilderungen von Absolventen der Heilerschule École San Esprit
war sie sicher, sie würde doch noch etwas entdecken, das für sie nicht
stimmte: das Haar in der Suppe! Es war für die ganze Gruppe sehr
amüsant, die Verwandlung von der skeptischen und zweifelnden Annette Bokpe in eine überzeugte und begeisterte Heilerin zu beobachten.
Sie sorgte für erhebliche Heiterkeit mit ihren erstaunten Ausrufen wie:
»Nee, also das glaub' ich nun wirklich nicht ... und das mir! Hättest
du mir das vor einigen Monaten gesagt, ich hätte dich mitleidig angeschaut und dir innerlich einen Vogel gezeigt!«

Heute ist Annette Bokpe als amazinGRACE-Heilerin in Berlin und
Tabarz (Thüringen) tätig. In Zusammenarbeit mit mir hat sie das Buch
»amazinGRACE – Eine neue Dimension des Heilens« geschrieben.
Hier beschreibt sie ihre eigene Entwicklung, geht bei der Darstellung
der Heilmethoden in die Tiefe und schildert auch einige spannende
Geschichten von Schülern, die sie bei uns kennengelernt hat.

Eines Tages rief ein Physiotherapeut aus der Schweiz an und bekundete
sein Interesse an unserer Arbeit. Er hatte von uns in der Presse gelesen
und wollte zunächst nur an dem Schnupperkurs teilnehmen, der von
uns angeboten wurde. Dieser Kurs fand an einem Wochenende statt
und es ging darum, persönlich zu erleben, wie bei uns das Wissen vermittelt wird. Es wurde eine einfache Technik weitergegeben, aber ohne
eine Einweihung. Ganz besonders beeindruckt war der Schweizer Physiotherapeut von der Demonstration der Technik K*A*R, der energetischen Atlas-Repositionierung, die Christiane Schönebeck vorführte.
Er war sprachlos, denn als Fachmann wusste er genauso gut wie Christiane, dass hier etwas geschehen war, was mit herkömmlichen Mitteln
absolut unmöglich erreicht werden konnte.
Auf der Rückfahrt in die Schweiz fragte er sich, ob er die Ausbildung
wirklich absolvieren solle. Er zögerte, denn ihn erschreckten die hohen Kosten und die lange Anfahrt. Als er zu Hause angekommen war,
es sich auf seinem Sofa bequem gemacht hatte und kurz die Augen
schloss, war ihm klar: »Ich mache die Ausbildung. Der Gedanke, sie
nicht zu machen, ist unerträglich.«

Bei ihm stellten sich im Verlauf des ersten Moduls schon unglaubliche Ergebnisse ein. Er hatte eine starke Nahrungsunverträglichkeit, die ihn zu einer sehr strengen Diät zwang. Bereits während des Wochenendes konnte er einige der allgemeinen Speisen ohne allergische Reaktionen zu sich nehmen. Heute verträgt er nahezu alles.

Ähnlich wie Simon aus der Schweiz erging es Silvia, einer anderen Teilnehmerin am Schnupperkurs: Sie fuhr nach Hause, lief durch ihre Wohnung, schaute sich um, ließ die gewohnte Atmosphäre auf sich wirken und dachte: »Hier stimmt nichts, die Stimmung ist ungut und in der École San Esprit war es so schön. Ich wünsche mir, dass hier der Geist von San Esprit einzieht. Wie mache ich das?«
Allein aus dem Wunsch heraus, einen andere, gute Schwingung in ihr Zuhause zu tragen, meldete sie sich für die Ausbildung an: »Mein ganzes Leben soll sich so anfühlen wie das Schnupperwochenende im Zentrum San Esprit«, wünschte sie sich und ist mit Herz und Seele beim Kurs mit dabei.

Um heilsame Energien ging es auch einer Klientin, die mit mehreren kleineren Beschwerden zu einer Heilsitzung kam. Ihre Schmerzen wurden zwar weniger, verschwanden aber nicht ganz. Doch während der Heilsitzung spürte sie die guten, stärkenden Energien in jeder einzelnen Körperzelle. Dies wurde zu einem Aha-Erlebnis für sie. Wenig später begann sie mit der Ausbildung bei uns.

Solche Wendungen zeigen mir immer wieder, dass die intensive Verbindung mit der Gnade noch mehr kann, als Menschen körperlich zu stärken, ihre Schmerzen zu lindern und viele ihrer Krankheiten zu beheben. Sie verändert auch die Lebenshaltung. Diejenigen, die das Geistige Heilen in sich aufnehmen, die es praktizieren, werden zu selbstbewussten Menschen, bekommen neuen Lebensmut, entwickeln unerwartete innere Ressourcen und finden nach Krisen einen neuen Sinn in ihrem Leben. Einige Schüler, die zuvor planlos im Dunkeln tappten und nicht wussten, in welche Richtung es gehen sollte, entdecken durch amazinGRACE nicht nur ein Licht am Horizont, sie lernen sich auch bei Gegenwind ruhig zu behaupten.

Sie steigern ihre sozialen und emotionalen Kompetenzen, das Heilen wird zum Kraftspender für sie und für ihre Klienten.

Mein Freund Sadat, der ja aus einem völlig anderen Kulturkreis kommt, entschied sich für die Ausbildung vor allem aus idealistischen Gründen. »Es gibt nichts Sinnvolleres und Wertvolleres, als kranken, leidenden Menschen tatsächlich helfen zu können. Egal wo ich bin, meine Hände habe ich immer bei mir und meine Heilkräfte stehen mir immer zur Verfügung. Kranke Menschen gibt es überall und überall kann ich helfen. Es ist ein Wunder, dass man mit bloßen Händen und Gedanken das schaffen kann, was in vielen, vielen Jahren schulmedizinischer Bemühungen nicht gelungen ist. Dass ich das selber kann, bedeutet für mich auch ein unfassbares Wunder.«

Und für mich ist allein schon ein Wunder, auf welchen Wegen die Schüler in unsere Heilerschule finden und was sie dann mit ihren erlernten Fähigkeiten machen!

Bei jedem neuen Modul findet eine Einweihung statt – eine Initiation, die den Schüler an die jeweilige Kraft anbindet, an die Heilenergie, die aus einer höheren, göttlichen Dimension kommt. Die Einweihungen sind sozusagen die Schlüssel zur Heilkraft. Oder, um ein Bild aus dem praktischen Leben zu gebrauchen: Die Einweihung ist Offenlegung der Quelle und die Zuleitung ist die Technik, ohne die das Wasser nicht dorthin fließen kann, wo es hinfließen soll.
Wenn es einen Brand (Krankheit) gibt, sollte man ihn löschen. Dazu braucht man Wasser (Heilkraft) und einen Schlauch (Technik). Deshalb genügt es meiner Erfahrung nach nicht, sich nur ein gründliches Wissen über die Techniken des Geistigen Heilens anzueignen, damit es funktioniert. Denn, wie der Begriff schon sagt: Das Heilen geschieht auf geistigem Wege und dadurch, dass Kräfte zugänglich werden, die zuvor nicht frei zur Verfügung standen.

Angelika Westner, eine unserer aktivsten Heilerinnen, bemerkt: »Obwohl ich schon Einweihungen in Heilenergien erhalten hatte, konnte ich bei meiner ersten eigenen ambulanten Heilsitzung spüren, dass hier eine ganz besondere Kraft am Werke ist. Der Wunsch, mit dieser Kraft zu heilen, keimte in mir auf und ließ mich nicht wieder los. Ich assistierte von Anfang an schon bei den Heilsitzungen im Zentrum San Esprit und erlebte die schönsten Heilungen, an deren Entfaltung ich mitgewirkt habe. Auch im privaten Bereich bekomme ich die wunderbarsten Feedbacks und in diesen Momenten steigt in mir ein Glücksgefühl auf bezüglich der Tatsache helfen zu können … Schon während der Ausbildung geschieht ein ›Wunder‹ nach dem anderen.«

Durch dieses Aktivieren der Kräfte wird die innere Stärke geweckt und direkt erfahrbar. Es ist eine sofortige Erweckung. Es fühlt sich oft tatsächlich so an, als sei man aus einer Art Schlaf erwacht. Viele Schüler nehmen anschließend die Umgebung präziser und zugleich in frischeren Farben wahr. Es findet eine Verbindung mit einer inneren, segensreichen Führung statt, die man auch die eigene Stimme seines Herzens nennen könnte.

Man erhält auch die Fähigkeit, das Schicksal anderer Menschen mit zu gestalten, wenn man darum gebeten wird. Die eigene Entwicklung findet ab diesem Zeitpunkt in einem rasanten Tempo statt. Die inneren Erkenntnisse führen dazu, dass man sich selbst wertschätzt, man wird sich seines eigenen Wertes in Bezug auf sich selbst und seine unmittelbare Umgebung bewusst. Man beginnt unabhängig zu werden, ist äußeren Einflüssen weniger ausgeliefert und wird somit Herr über seinen eigenen Lebensweg. Die Negativität anderer wird einen nicht mehr erreichen oder tangieren. Diese Verbindung zur inneren Kraft führt zum Wachstum eines neuen Urvertrauens und man bekommt wie durch Zauberhand das, was man braucht und stets zum richtigen Zeitpunkt. Die dadurch entstehende Kohärenz grenzt manchmal ans Unglaubliche.

Zu erleben, wie die Schüler den Raum, in dem sie eingeweiht werden, betreten und mit welchem Gesichtsausdruck sie ihn wieder verlassen, ruft jedes Mal ein Glücksgefühl hervor – insbesondere bei Kathrin. Die starke Veränderung erinnert sie an das Erlebnis ihrer eigenen Einweihung und manchmal ist sie geradezu wehmütig.

Deshalb ist sie so glücklich darüber, dass sie bei den Kursen mitwirken kann, denn sie war sehr traurig, als ihre Ausbildung beendet war.

Direkt nach jeder Einweihung wenden die Schüler ihre neu gewonnenen Kräfte untereinander an und erproben sie. Sie legen sich gegenseitig die Hände auf und schicken intensive heilende Impulse in den Körper des »Klienten«. Sie spüren meistens schon nach wenigen Minuten, dass sich etwas tut und bemerken deutliche physische Veränderungen.

Etwas später, wenn die Schüler anfangen, mit Freunden und Bekannten zu arbeiten, die beispielsweise über Rücken- und/oder Schulterschmerzen klagen, erleben sie – oft zu ihrer eigenen Überraschung, wie viel sie mit dem Auflegen der Hände schon bewirken können: Ihr Klient kann seine Glieder wieder beschwerdefrei bewegen, die Wirbelsäule richtet sich auf, schmerzhafte, krank machende und häufig tief sitzende Blockaden werden aufgelöst. Unter den Händen des Heilenden bewegen sich die inneren Organe zurück an ihren Platz.

Als Gundi nach dem ersten Wochenende zu Hause ankam, beschloss sie spontan den sehr schmerzhaften »Gichtfinger« ihrer Mutter zu behandeln. Sie notierte:

»Nach kurzer Zeit schon war der Schmerz völlig verschwunden, Mama war bass erstaunt! Und der Schmerz kam auch nicht wieder. Bei meiner Arbeitskollegin behandelte ich eine Sehnenscheidenentzündung. Auch da gingen die Schmerzen weg.« Und einer unserer Schüler schrieb uns: »Ich bin sehr überrascht von meinen eigenen Ergebnissen und habe schon einige Aufträge zu Fernbehandlungen! Ich übe und genieße meine neuen Fähigkeiten in vollen Zügen.«

Schon nach dem ersten Modul ist man in der Lage, rein geistig, nur durch zartes Handauflegen, den Schiefstand eines Beckens auszugleichen. Wir beginnen auch bereits während des ersten Moduls mit den bewusstseinserweiternden Übungen, die uns dazu befähigen, Energien wahrzunehmen und die Aura eines Klienten zu sehen. Die Schüler erlangen auch die Fertigkeiten, sowohl auf ihr eigenes Schicksal und das anderer Menschen als auch auf Lebenssituationen harmonisierend einzuwirken. Wir beginnen auch sofort damit, die Fernheilung zu üben. Im Verlauf der Ausbildung wird dann das Energiesehen vertieft, verschiedene Techniken des Handauflegens und auch Atemtechniken werden verfeinert. Die Schüler lernen zudem die Kunst der Diagnoselöschung, die Beseitigung von hinderlichen Konditionierungen, Mustern und Glaubenssätzen. Sie erlangen die Fähigkeit, in die Vergangenheit reichende Heilungen zu bewirken und die Ursachen für Krankheiten aufzulösen. Dies geht sogar so weit, dass wir in der Lage sind, rückwirkend auf den Zeitpunkt der Empfängnis heilend bzw. vermeidend einzuwirken. Die Schüler lernen auch ein altes vedisches Heilritual – die gleiche Quelle, aus der das jetzt bekannte Ayurveda stammt –, eine Art Gebet mit machtvollen Worten, welches wir zusätzlich unterstützend anwenden können, wenn der Genesungsverlauf sehr langwierig ist. Hiermit lässt sich noch Heilung auf anderen Ebenen bewirken. Durch die Kraft der Karmaauflösung wird die Befähigung zur Beseitigung von Skoliosen, Lordosen und Kyphosen erlangt. Einfach ausgedrückt ist es möglich, nach dem Prinzip von Ursache und Wirkung, unerwünschten Samen zu beseitigen, sodass dieser gar nicht erst keimen kann.

Die Perfektionierung dieser Methode mündet in K*A*R – Karmic Atlas Release. Hierbei erhalten die Schüler das Wissen und die Fertigkeit, die Selbstheilungskräfte des Menschen zusätzlich so sehr anzuregen, dass sich der oberste Halswirbel ohne Manipulation und wie von selbst wieder in seine korrekte, von der Natur vorgesehene Position zurückbewegt. Diese Fähigkeit gehört zur allerhöchsten Kunst des Geistigen Heilens. Dieses Modul wird von allen durchweg als das Anspruchsvollste empfunden, obwohl die Anwendung so spielerisch leicht erscheint, als würde eine Primaballerina graziös über ein Seil tanzen.

Das Bewusstsein ist etwas so Großartiges, dass Menschen mit den entsprechenden Fähigkeiten imstande sind, Veränderungen zu erreichen, die förmlich an Zauberei erinnern.

Den grandiosen Höhepunkt bietet das Erlernen der Methode Clearise, mit der wir jeden Ort buchstäblich verwandeln können. Durch eine Einweihung erfolgt die letzte Schwingungserhöhung auf jene Ebenen, die zu einer dauerhaften, energetischen Umwandlung von Gebäuden,

Plätzen und Gegenständen befähigen. Auch die negative Wirkung von Elektrosmog wird eliminiert, und schnödes Leitungswasser kann dauerhaft in rechtsdrehende, hoch schwingende Heilquellwasser-Qualität verwandelt werden.

Ebenso werden Schüler befähigt, Kristalle zu programmieren, um Schwermetalle, gentechnisch veränderte Informationen und sonstige energetische Ablagerungen im System zu entfernen. Die Teilnehmer lernen, ihre Zukunft und auch die ihrer Klienten, wirklich effektiv zu kreieren – mit der Technik Pink Sky. Und natürlich lernen sie auch das berühmte SKY, um damit in kürzester Zeit unerwünschte, hinderliche Emotionen und Blockaden im Emotionalkörper nachhaltig zu beseitigen.

Mit all diesen mannigfaltigen Fähigkeiten ausgestattet, erleben die Absolventen der Heilerschule, wie sich ihr Leben und das der Menschen, mit denen sie in Kontakt kommen, zum Positiven wandelt.

Eine Absolventin drückte es folgendermaßen aus: »Ich behandle viele Menschen und ich bemerke mit Erstaunen, wie schnell ich zu einem Segen für diese Menschen geworden bin. Ein völlig neues, ein erhabenes Selbstbild tut sich in mir auf.«

Dass das bei uns gelehrte amazinGRACE auf mehr als einer Ebene zu heilen vermag, erkennen die Schüler bereits im Anfangsstadium ihrer Ausbildung. Das ist auch einer der sehr erfreulichen Gründe, weshalb sich die Verbundenheit der Schüler mit dem geistigen Heilwesen im Verlauf der Ausbildung immer weiter verstärkt.

Nachdem Kathrin Modul vier absolviert hatte, schrieb sie: »Ich bin nun ausnahmslos jeden Tag dankbar. Ich bin sogar dafür dankbar, dass mir zuvor niemand bei meinen Rückenschmerzen helfen konnte, denn diese haben mich hierher, zu meiner eigenen Heilung und zur Ausbildung geführt.«
Christiane wollte die geistigen Heilweisen zwar vor allem erlernen, um sie bei ihren Patienten anzuwenden und zu ihren bisherigen thera-

peutischen Anwendungen hinzuzufügen. Nun aber geht es ihr, so wie mir, auch darum, dem Geistigen Heilen gesellschaftliche Anerkennung zu verschaffen.

Bekanntlich ist das Geistheilen bei vielen Menschen negativ belegt. Bis 2004 war es sogar verboten und konnte nur heimlich, sozusagen im Untergrund praktiziert werden. Heiler wurden von zahlreichen Menschen als Spinner und Scharlatane beschimpft, bestenfalls wurde der »ganze Aberglaube« als pure Einbildung, windige Geschäftemacherei oder esoterisches Ammenmärchen belächelt.

Als erfahrene Physiotherapeutin erkannte Christiane sehr schnell, dass das ernsthafte Geistige Heilen überhaupt nichts von alledem ist – kein Mystizismus, kein Spiritismus, keine Zauberkunst und schon gar keine Hexerei. Ihre eigenen Erfahrungen und medizinisch getestete Heilergebnisse bewiesen ihr: Geistige Heilmethoden können eindeutig heilen.

Frau Dr. med. Cordula Schaarschmidt bemüht sich aktiv um eine Partnerschaft von Schulmedizin und Geistigem Heilen. Sie regt an, dass auf diesem Gebiet wesentlich mehr geforscht wird.

Wir sind uns darin einig, dass das Geistige Heilen manchmal einem Wunder gleichkommt, aber die Heilerfolge messbar, dokumentierbar und wiederholbar sind. Dies ist speziell für Cordula, Christiane und mich von zentraler Bedeutung.

Sternstunden

Sei selbst die Veränderung, die du in der Welt sehen möchtest.
Mahatma Gandhi

Im November 2009 machte ich mich auf den Weg nach Hawaii. Warum gerade Hawaii? Zum einen ist es eine Hochburg für Heiler, zum anderen träumte ich schon seit meiner Kindheit von den Inseln. Dauernd lief im Radio damals der Schlager »Es gibt kein Bier auf Hawaii«, über den meine Eltern gern lachten. Zwei Zeilen aus einer Strophe habe ich mir sogar gemerkt, es geht da um die von Hawaii träumende Braut: »Sie singt Tag und Nacht neue Lieder. Von den Palmen am blauen Meer. Denn sie will nach Hawaii!«

Meine Eltern, die niemals dort gewesen waren, schwärmten von diesem einzigartigen Paradies mitten im Pazifik und diese Glorifizierung hatte mich in ihren Bann gezogen. Eine Reise dorthin erschien mir so unerreichbar, dass mir klar war: Da kommst du nie hin. Viel zu weit weg!
Da ich immer auf der Suche nach Möglichkeiten bin, als Heilerin mehr zu lernen, als ich schon kann, entschied ich mich für eine Fortbildung auf der Insel Kauai. Endlich nach Hawaii! Ein Lebenstraum ging in Erfüllung.
Der Flug über den Atlantik in die USA war großartig. Während der gesamten Strecke strahlender Sonnenschein, kein Smog über LA, der Schriftzug Hollywood klar und deutlich zu lesen. Ich fühlte mich wunderbar.

Doch auf dem Flug von Los Angeles nach Honolulu verließ mich kurz meine gute Stimmung, denn in dieser Maschine wurde uns nichts zu essen gereicht, wir bekamen nicht einmal ein Getränk. Die Passagiere mussten alles gesondert bestellen und dann bezahlen, aber nicht mit Bargeld, sondern ausschließlich mit Kreditkarte – selbst ein Glas Mineralwasser.

Später verblüffte mich auch der Aushang in den Bussen Hawaiis: »Please don't speak on the bus!«

»Bitte nicht reden, kein Stören der anderen Passagiere!« Ein leichter Anflug von Unbehagen bezüglich der Unkenrufe im Hinblick auf die angeblich angestrebte Neue-Welt-Ordnung mit Abschaffung des Bargeldes und totaler Kontrolle in gewissen Kreisen beschlich mich. Sollte an diesen Gerüchten etwa doch etwas Wahres sein? Aber es blieb bei diesem kurzen Befremden, mein Aufenthalt erwies sich als Himmelsgeschenk und ich konnte jede Sekunde genießen.

Zu meiner Überraschung sollte ich in einem hübschen Häuschen ganz für mich allein wohnen. Es lag mitten in einem tropischen Garten ganz oben auf einem kleinen Hügel mit Blick über das Meer. Eine fast schon magische Begegnung hatte mir dieses Haus beschert: Eine sehr betagte Plantagenbesitzerin hatte von der deutschen Heilerin gehört. Sie bat mich um eine Heilsitzung und war so glücklich über das Ergebnis, dass sie mich zahlreichen Bekannten weiterempfahl. Eines Tages fuhr sie mit mir zu einem Freund, einem Amerikaner, der schon viele Jahre auf Hawaii lebte, der mir spontan anbot, in seinem Gästehaus zu wohnen. Er selbst residierte auf dem gleichen Grundstück in einer palastartigen, indischen Villa: Er hatte ein antikes Bauwerk in Indien abtragen lassen und es auf der Insel minutiös wieder aufbauen lassen.

»Du gibst mir jeden Tag eine Heilsitzung, dafür wohnst du kostenlos in meinem hübschen, kleinen Gästehaus, wie findest du die Idee?«, hatte er mich gefragt. Ich fand die Idee wundervoll, verließ freudestrahlend mein Hotel und zog gut gelaunt in das gemütliche Gästehaus. Ich konnte mein Glück kaum fassen. Doch es sollte noch viel besser kommen.

Nach einigen Tagen schlug mir mein Gastgeber vor, eine zweite Heilerklinik auf Hawaii zu eröffnen. Er fuhr mit mir zu dem angesagten Gebäude und als ich davor stand, kam ich aus dem Staunen nicht mehr heraus: vor mir ein gigantischer, original wieder aufgebauter indischer Tempel mit angeschlossenen Gästezimmern.

Während mich mein Gastgeber durch das Gebäude führt, fühle ich mich in das Indien vergangener Jahrhunderte versetzt. In meiner Fantasie steigen mir die indischen Düfte förmlich in die Nase, ich höre, wie die Bramahnen aus ihren Schriften rezitieren. Die Idee, in dieser überirdischen Tempelanlage Menschen stationäre Heilung zu ermöglichen, begeistert mich. Wenig später wird mir jedoch klar, dass mich dieses Vorhaben zu diesem Zeitpunkt doch überfordert hätte. Nun steht es auf meiner Zukunftsagenda.

Mit dem Besitzer dieser Anlage führte ich öfters Gespräche über die indischen Philosophien und Sanskritlehren. Im Verlauf der Unterhaltungen stellten wir fest, dass wir uns schon einmal begegnet waren: Wir hatten uns exakt zur gleichen Zeit im gleichen Ashram getroffen, in dem Günter und ich geheiratet hatten. So eine Überraschung! Und als ich ihm von unserer Hochzeit erzählte, erlebte ich die nächste, noch größere Überraschung: Genau bei dieser Hochzeitszeremonie hatte auch er seine Frau geheiratet. Kaum war ihm das klar, sprang er auf und begann fieberhaft in seinen Sachen zu stöbern. Was suchte er bloß? Nach wenigen Sekunden stellte er sich vor mich und reichte mir ein Foto. Es zeigte zwei junge Hochzeitspaare, die lächelnd nebeneinandersaßen und an dem prächtig dekorierten Festessen teilnahmen. Mir stockte der Atem – glücklich und voller Lebensfreude blickten mein Gesprächspartner und seine Frau, Günter und ich in die Kamera. Wehmütige Erinnerungsfetzen stiegen in mir hoch, Bruchstücke, Bilder. Liebevoll wiederholte ich seinen Namen in meinem Kopf.

Die Lehrgänge auf Hawaii, meinem Traumziel, gingen weiter. Ich habe sehr viel gelernt und konnte mir einige außergewöhnliche Techniken aneignen. Die mir bereits vertrauten Methoden habe ich erweitert und kann sie mit den von uns in San Esprit praktizierten Heilweisen kombinieren. Meine Heilarbeit bekam dadurch noch eine andere, eine erweiterte Qualität.

Die dort angebotenen Kurse waren keineswegs für Anfänger gedacht, sondern für professionelle Heiler und die Teilnehmer kamen aus aller

Welt, aus England, Kanada, Österreich, Arizona, Texas, ich war die einzige Deutsche.

In der einmalig schönen Umgebung fühlte ich mich nicht nur besonders inspiriert, diese neuen Heilmethoden zu erlernen, ich bekam auch Gelegenheit, meine erweiterten Fähigkeiten anzuwenden und mit erstaunlich vielen Menschen zu arbeiten. Die wirklich sehr positiven Ergebnisse sprachen sich auf der Insel herum, auch E-Mails wurden ausgetauscht, worauf Freunde Freundesfreunde schickten, mit denen ich dann in meinem Häuschen auf dem Hügel ebenfalls arbeitete.

Vor allem die professionellen Heiler waren von dem außergewöhnlichen Zulauf beeindruckt sowie von den Kräften, mit denen ich arbeitete. Ich erzählte ihnen von der Kraft der Einweihung. Es überraschte sie sehr, dass ich bei jedem Lehrgang in meiner Heilerschule eine Einweihung durchführe, um jene Kraft zu übertragen, die sich beim ausschließlichen Erlernen und Praktizieren von Techniken nicht einstellt. Ich konnte meine Heilerkollegen tatsächlich von der Wichtigkeit dieser »Initiation« überzeugen. Sie waren sehr daran interessiert, von mir unterrichtet zu werden, doch es scheiterte daran, dass die Ausbildung in ihrer ganzen Tiefe, so wie wir sie durchführen, zu viel Zeit in Anspruch genommen hätte. Bei Amerikanern soll ja möglichst alles »instant« sein.
Ich musste sie auch über die Bedeutung aufklären, die der Begriff amazinGRACE für uns hat. Die Menschen in den USA beziehen diesen sofort und ausschließlich auf den bekannten Gospel, meine Kollegen reagierten also etwas befremdet.
»Nein, wir arbeiten keineswegs mit dem Kirchenlied Amazing Grace«, sagte ich und alle lächelten amüsiert, »wir beziehen uns vielmehr auf die Gnade Gottes, auf die Anbindung an höhere Kräfte, um geistig zu heilen.« Denn – das fragte ich sie – wie ist es möglich, dass wir Heiler häufig in einer Stunde, manchmal sogar nach zehn Minuten eine Krankheit heilen können, die vielleicht schon 20 Jahre lang oder länger besteht? Und für die in der Schulmedizin kein Heilmittel, keine Behandlung gefunden wird, die wirklich hilft?
»Es kann nur die Kraft der Gnade sein, mit der wir verbunden sind«, sagte ich.

Bei den Lehrgängen auf Hawaii ging es um reine Techniken, über die ich sehr froh bin und die sich für mich in Verbindung mit der Gnade als außergewöhnlich erfolgreich erwiesen.

Ich erlernte dort unter anderem diese Technik, die ich später SKY genannt habe und die ich auch sofort einsetzen konnte. Auf der Plantage der alten Dame, die mir mein Häuschen vermittelt hatte, war auch die Praxis einer Ärztin für Allgemeinmedizin. Diese Ärztin nahm Heilsitzungen bei mir. Sie ist eine wunderbare, herzensgute Frau, die ihren Beruf liebt und mit Leib und Seele ausübt. Zu einem belastenden Nachteil gereichte ihr allerdings ihre Neigung, mit ihren Patienten mitzuleiden. Ständig sorgte sie sich um deren Wohlergehen und nahm so starken Anteil an deren Leid, dass sie von ihren kummervollen Gefühlen förmlich überschwemmt wurde.

Als sie meine Art zu arbeiten kennenlernte, bewunderte sie, wie leicht, freudvoll und einfach Heilung sein kann, und sprach mit mir über ihr Problem der überbordenden Empathie. Ich beschloss diese neue Technik auszuprobieren, und führte sie damit durch einen tiefgehenden emotionalen Prozess. In kürzester Zeit erhellte sich ihre Miene. Sie sah mich voller Erstaunen an und sagte, dass die belastenden Gefühle, all die bedrückenden Emotionen, von denen sie geglaubt hatte, niemals loszukommen, komplett verschwunden seien. Und das Beste daran: Sie sind nicht wiedergekommen. Die Ärztin widmet sich ihren Patienten mit der gleichen Hingabe, doch ohne sich mit deren Schicksal zu identifizieren.

In meiner freien Zeit vor und nach den Lehrgängen und auch zwischen den Heilsitzungen sonnte ich mich, ging schwimmen und machte ausgedehnte Spaziergänge an den Stränden. Begeistert schaute ich den gigantischen Wellen zu, die donnernd an den Klippen zerbrachen.

Die mächtigsten Wellen habe ich auf der Insel Oahu erlebt, einer Hochburg der Surfer. Dort gibt es an der berühmten North Shore Wellen, die bis zu zehn Meter hoch werden. Auf einem Wachturm rufen tief gebräunte, junge baywatch-boys diese Wellen per Lautsprecher aus. Wenn die sechs bis zehn Meter hohen Monsterwellen anrollen, verjagen die Jungs auf den Wachtürmen eiligst alle Menschen vom

Strand: »Hey, weg mit euch, los!« Einige life guards steigen in ihre Strandbuggys, um auch noch die letzten am Strand verweilenden Personen auf die etwas weiter hinten liegenden Sandhügel zu scheuchen. Dort dürfen sie die Welle beobachten, die zwei, drei Minuten später unten an den Strand donnert und deren Ausläufer fast noch die Spitze der Sanddünen erreichen. Das passiert etwa zehn Mal am Tag und ist wirklich ein spektakulärer Anblick.

Draußen auf dem Ozean warten dann bereits die Cracks auf diese turmhohen Wellen, um sie auf ihren Surfbrettern zu reiten. Durch die riesigen Mengen Sand, die aufgewühlt werden, sind die Wellen tiefbraun. Das Surfen ist hier lebensgefährlich!

Mindestens so halsbrecherisch ist das Surfen an der Sandy Beach, einem sehr langen, flachen Strand, ebenfalls auf der Insel Oahu. Hier bilden sich etwa zwei Meter hohe, wunderschön türkisfarbene Wellen. Die Body Surfer haben ihren Spaß, doch wird ein Surfer von so einer Welle geschnappt, herumgewirbelt und auf den Meeresboden geschleudert, läuft er Gefahr, sich das Genick zu brechen, denn auch weit draußen ist der Boden noch extrem flach. Kein Wunder, dass es bei den Surfern zu unzähligen Wirbelsäulenverletzungen kommt.

Ich fragte mich immer wieder, warum so viele junge Surfer leichtsinnig ihr Leben aufs Spiel setzen. Was treibt sie? Ich brauchte einige Zeit, um ein Gefühl dafür zu entwickeln, was das Surfen für die Menschen in Hawaii bedeutet und woher ihre Leidenschaft rührt.

Meine besondere Faszination galt den Board-Surfern, die elegant auf den nicht ganz so gigantischen und weniger gefährlichen, etwa zwei bis drei Meter hohen Wellen ritten. Hingerissen beobachtete ich, wie sie immer und immer wieder geschickt balancierend auf ihrem Brett durch die tubes, die mächtigen Wasserröhren glitten, aus denen sie es, wenn sie Glück hatten, wieder herausschafften, bevor die Welle brach. Manchen Surfern gelang die Schwindel erregende 360-Grad-Drehung in der Luft, andere wurden von der Strömung mitgerissen und stürzten ins Wasser. Sekunden später standen sie wieder auf ihrem Brett.

Mir wurde bald klar, dass Surfen viel mehr ist als ein Sport, mehr als ein Wettkampf, für den trainiert werden muss, mehr als ein tollkühnes Spiel: Surfen ist die größte Leidenschaft der Bewohner dieser Inselgruppen am Stillen Ozean, es ist Teil ihrer Identität und eines rauschhaften Lebensgefühls. Manche Surfer gehen schon morgens mit den ersten Sonnenstrahlen aufs Wasser, andere schweben bei Vollmond über das Meer. Sie können nicht genug kriegen.

Besonders lieb gewann ich einen jungen Vater, der seinen vielleicht sechsjährigen Sohn regelmäßig mit aufs Meer nahm. Sie paddeln sachte hinaus, der Vater starrt auf die Wellen, lässt die großen, bedrohlichen vorbeirauschen. Endlich. Gemeinsam reiten sie eine der mittleren, freundlichen Wellen, der Kleine kniet auf dem Brett vor seinem Daddy, der ihn festhält. Sie sind entspannt und wirken sehr glücklich. Mögen sie immer behütet sein, dachte ich.

Auf einem Markt in Waikiki lernte ich einen jungen Mann kennen, der einen besonders schweren Unfall beim Surfen gehabt hatte. Seitdem war es vorbei mit dem Wellenreiten, stattdessen begann er, in der eigenen Werkstatt Kugelschreiber aus Holz herzustellen. Er verwendete dafür ein spezielles einheimisches Holz mit einem leichten Goldschimmer, das berühmte KOA. Natürlich kaufte ich einen, dieser veritablen Kunstwerke. Während ich eines heraussuchte, kamen wir ins Gespräch und er erzählte mir von seinem Unfall: Er wurde an der Sandy Beach von einer gigantischen Welle erfasst, mit dem Kopf auf den Meeresboden geschlagen und fiel in Ohnmacht. Anschließend wurde er gegen eine Klippe geschleudert und so schwer verletzt, dass er fast sein Leben verloren hätte.
Der junge Mann zeigte sich an einer Heilsitzung interessiert, doch er meldete sich dann nicht mehr bei mir. Vermutlich hat er mir nicht geglaubt. Doch sein Kugelschreiber erinnert mich an einen meiner unvergesslichsten Momente, denn dieser Mann gab mir den wunderbaren Tipp, nach Kailua-Lanai zu fahren. Dies sei einer der schönsten Strände, ich dürfe nicht versäumen, ihn kennenzulernen.

Also fuhr ich mit meinem Leihwagen Richtung Osten. Es war gar nicht so einfach, diesen hochgepriesenen Strand zu finden. Endlich dort angekommen, sah ich vom Parkplatz aus nur eine sehr hohe und lange, weiße Sanddüne, auf der zahlreiche Menschen hoch- oder runterliefen. Kein Meer in Sicht. Ich beschloss, auch auf diese Düne zu klettern, vielleicht sah man ja von dort aus das Meer. So war es! Ich war so überwältigt, dass mir die Tränen kamen: So weit meine Augen sehen konnten, der schimmernde, türkisfarbene Ozean. Ich war so berührt, dass ich bestimmt über 200 Fotos machte. Am liebsten hätte ich hier und jetzt die Zeit angehalten. Als ich dann doch zurückfuhr, schickte ich meine Gedanken an den Kugelschreiberkünstler und dankte ihm für den einmaligen Tipp.

Der Zauber Hawaiis hat mich angesteckt: die offenen, herzlichen Menschen, die endlosen weichen Sandstrände, das in der Sonne flimmernde Meer, die tosenden Wellen und am anderen Ende der Insel die steil abfallenden, grünen Vulkanfelsen. Dann die vom Urwald überwucherten und meistens in dicke Wolken eingepackten Berge, die für ergiebige Regenfälle sorgen und die Inseln zu einem blühenden Paradies machen.

Unvergesslich ist mir eine Vollmondnacht auf Kauai. Niemals zuvor habe ich einen so hellen Mond und so leuchtend weiße Wolken gegen einen so pechschwarzen Himmel erlebt. Die Wolken hingen auch noch derartig tief, dass ich meinte, sie mit ausgestrecktem Arm berühren zu können. Und auf dem schwarzen Meer brach sich das silbrige Mondlicht wie Quecksilber in der anrollenden Brandung. Gemeinsam mit mehreren Kursteilnehmern bewunderte ich dieses nächtliche Spektakel, wir sangen Lieder in die Nacht und unterhielten uns. Ich hatte mich in eine Decke gehüllt, da es nachts kühl wird, sah abwechselnd in den großen, stillen Himmel und auf das glitzernde Meer, das unermüdlich in Bewegung ist.

Warum ich diese Eindrücke so eingehend schildere?
Weil es mir wichtig ist, mich als Mensch zu zeigen: Wen haben meine Klienten da vor sich? Wer ist diese Frau? Sie treffen auf eine Heilerin, die sich den vielen Facetten des Lebens öffnet, die empfänglich ist sowohl für die Not wie für die Schönheiten des Daseins. Das verleiht ihr

Kraft und einen offenen Geist: Ich wünsche mir einen weiten Blick, der Tunnelblick widerstrebt mir. Ich arbeite als Geistige Heilerin mit der Kraft der Gnade und stehe zugleich mitten im Leben.

Mein Aufenthalt auf Hawaii war mit wundervollen Erlebnissen verbunden; mit unvergesslichen Eindrücken, die mir wichtige Erfahrungen verschafft haben. Als Mensch und als Heilerin habe ich von diesen Wochen sehr profitiert. Bereichert und überaus zufrieden trat ich meine Rückreise nach Deutschland an. Ich hatte viel erlebt, viel gelernt und gearbeitet und konnte auch eigene Erkenntnisse und Fähigkeiten weitergeben.

Zurück im Zentrum San Esprit freute ich mich täglich über die Heilergebisse in unserer Klinik. Die Zahl der Klienten nahm zu, San Esprit wurde immer bekannter.

Ich kann mich noch genau an den ersten Tag der offenen Tür im Januar 2008 erinnern. Wir erwarteten nicht mehr als 30, 40 Besucher, aber es kamen etwa 120. Unsere Villa platzte aus allen Nähten, nicht im Traum hatten wir mit einem derartigen Andrang gerechnet. Daraufhin beschlossen wir, den nächsten Tag der offenen Tür in den Park zu verlegen. Eine neue Idee war geboren. Wir wollten zahlreiche Menschen einladen und unsere Arbeit unter freiem Himmel präsentieren. So folgten dann im Herbst auf den Tag der offenen Tür die Heilertage im Chiemgau.

Im September 2008, just an dem Wochenende des Oktoberfest- Wiesenanstichs, dem weltgrößten Saufgelage, fanden die Heilertage zum ersten Mal statt. 20 Menschen haben mitgewirkt und sehr viele Besucher kamen, um sich über die Geistigen Heilweisen zu informieren, die bei uns unter dem Motto Do ut Des stehen: Ich gebe, damit du gibst. Diesen lateinischen Leitsatz habe ich gewählt, weil er unsere Philosophie vollendet beschreibt: Nur wer etwas hat, kann etwas geben. Wir bekamen unser Leben von unseren Eltern. Wir alle erhalten unsere Nahrung von der Erde. Wir können nur existieren, weil wir täglich materielle und nichtmaterielle Substanzen empfangen, die uns unser Dasein überhaupt erst ermöglichen. Aus GEBEN entsteht Fülle, aus NEHMEN entsteht Leere. Do ut Des ist der Inbegriff der Gemeinsamkeit, des Füreinander, der Großzügigkeit und des Wohlergehens.

Unsere Heilertage waren ein großer Erfolg. Doch bis die Veranstaltung stand, galt es so manche Komplikation zu bewältigen. Mir fehlte die nötige organisatorische Erfahrung, also beauftragte ich eine von jungen Leuten geführte Firma mit der Abwicklung unseres Events. Sie stellten sich als professionelle Eventmanager vor. Sie wollten die Genehmigung beim Landratsamt Traunstein einholen, kümmerten sich um die entsprechende Versicherung, wollten Kabel verlegen, das Catering und die Abwicklung durchführen – also die gesamte Organisation in ihre Hände nehmen. Dafür verlangten sie 1.200,00 Euro. Und dann? Eine Woche vor unserer Veranstaltung riefen sie an und verkündeten: Das Event muss unbedingt auf den Ausweichtermin verschoben werden, denn laut Wetterbericht wird es an den ursprünglich vorgesehenen Tagen regnen. Schütten wird es! Ich recherchierte im Internet und las: Es wird kühl und bewölkt. Regen war nicht angesagt. Was tun?

Ich teile dies unseren Eventmanagern mit, aber sie bleiben eisern dabei: »Wir haben Zugang zu einem speziellen Wetterbericht nur für Open-Air-Veranstaltungen und dieser Bericht meldet üppige Regenfälle und Sturm. Glauben Sie uns, wir sind die Profis!« Um ihre Wetterprognose zu bekräftigen, riefen sie von da an gleich mehrmals täglich bei uns an.

Ich werde nervös. Am Montag vor dem festgelegten Termin verschiebe ich die Heilertage, versuche, so viele Menschen wie möglich zu informieren, doch mich beschäftigt natürlich der Gedanke: Was soll ich denn zu den Leuten sagen, die an dem ursprünglich geplanten Datum erscheinen, weil sie von der Verlegung nichts wissen? Es hängen doch in der gesamten Umgebung Plakate aus mit Angabe des fixen Termins, an dem die Heilertage stattfinden sollen.

Ich bemühe mich, locker zu bleiben, und beschließe, aus der Not eine Tugend zu machen und einfach zwei Do-ut-Des-Veranstaltungen steigen zu lassen. Sollen doch die Leute kommen, ich werde sie herzlich begrüßen, ein einziges Zelt aufbauen und nur Kaffee und Kuchen anbieten.

Der Tag kommt, ich blicke dauernd aus dem Fenster, schaue in den von Wolken verhangenen Himmel und warte auf die Regengüsse. Sie bleiben aus. Es ist kühl, feucht, bewölkt, aber kein Regen. Wir hätten den Termin also gar nicht verschieben müssen. Mich beschlich ein ungutes Gefühl. Gab es wirklich einen speziellen Wetterdienst für Open-Air-Veranstaltungen? Hatten mich diese jungen Eventveranstalter vielleicht getäuscht? Und wenn es so war – weshalb denn? Ich sollte es sehr bald erfahren.

Sie schickten mir eine Rechnung, in der sie das Doppelte von dem vereinbarten Betrag verlangten. Denn im Vertrag stand, dass ihre Firma bei einer Verschiebung des ursprünglichen Termins zweimal kassieren dürfe.

Zum Glück musste ich überhaupt nichts bezahlen. Unter anderem fand mein Anwalt heraus, dass der besondere Wetterbericht für Open-Air– Veranstalter schlicht erfunden war. Doch auf diese Weise hatten wir nun zwei kleine, recht geglückte Events gefeiert.

Für die Heilertage 2009 verhandelte ich dann mit einer Frau, die darauf spezialisiert war, spirituelle Events professionell zu organisieren. Sie verfasste ein zehn Seiten langes Konzept und verlangte für ihre Arbeit über 7.000,00 Euro. Ich war sprachlos: Diese Summe würden wir doch nie und nimmer wieder hereinbekommen, von den Teilnehmern bekam ich doch nur 120 Euro pro Stand, also würde ich auf jeden Fall draufzahlen. Ich teilte der Dame meine Überlegungen mit, erläuterte ihr meine Bedenken zur finanziellen Grundlage dieses Vorhabens, worauf sie ihre weitere Mitarbeit verweigerte und uns absagte: Die Energie stimme nicht mehr. Dann schickte sie eine saftige Rechung für ihre bisherigen Bemühungen. Jetzt waren wir es, die nicht mitmachten und auch das Gericht urteilte, dass sie keinen Anspruch auf ein Honorar geltend machen durfte.

Dies sind zwar ärgerliche, aufreibende Erfahrungen, doch ich sehe sie als Schule des Lebens, die uns allen immer wieder Stolpersteine in den Weg legt. Solche Begebenheiten trainieren die Urteilskraft und schärfen den Blick für das Gebaren der Menschen, besonders, wenn es um Geld geht.

Auch bei der folgenden Begegnung war Geld mit im Spiel: Zu uns kommt eine Frau mittleren Alters, bittet um eine Heilsitzung, denn sie leidet unter Rückenschmerzen. Als sie von der Liege aufsteht, ist sie mehr als froh über das Ergebnis. Sie ist begeistert. Dann aber outet sie sich: Sie komme von einem Heilerverband und sei da, um verdeckt zu prüfen, ob wir auch wirklich korrekt arbeiteten, uns nicht irgendwie regelwidrig verhielten, vielleicht unzulässigerweise Diagnosen stellten, Heilversprechen abgäben, womöglich Schwarzgeld kassierten oder überhöhte Preise verlangten und unsere Klienten bedrängten, wiederzukommen. Diese Dame war also in der Heilerszene als Ermittlerin unterwegs. Bei uns gab es nicht das Geringste zu beanstanden und wir verabschiedeten uns in aller Freundlichkeit.

Kurze Zeit danach ruft sie an einem Sonntag an und bittet um einen sofortigen Termin, sie habe einen Hexenschuss und unerträgliche Schmerzen. Da sie kein Auto hat, fahre ich 30 Kilometer bis zum Bahnhof, hole sie ab und arbeite dann mit ihr. Die Heilsitzung dauert 25 Minuten, danach ist die Klientin wie verwandelt: »Ich glaub's nicht! Ich kann mich wieder bewegen!« Sie steht aufrecht, kann sich problemlos bücken und die Beine mühelos anwinkeln.

Ich stelle ihr eine Rechnung über 80 Euro, es ist der übliche Preis, den ich für jede zweite Heilsitzung verlange.

»Was?«, fährt sie mich an. »Wie kommen Sie dazu? Die Sitzung hat keine Stunde, sondern gerade mal 25 Minuten gedauert!«

»Je schneller die Heilung, desto höher der Preis«, sage ich noch keck und lache. Doch ihr grimmiger Blick lässt mich ernst werden, ich spüre, wie Ärger in mir hochsteigt: »Warum soll ich länger arbeiten, wenn klar ist, dass Sie keine Schmerzen mehr haben? Um Ihnen zu helfen, hätte ich zum gleichen Preis auch länger mit Ihnen gearbeitet. Ich schaue während der Heilsitzung nicht auf die Uhr, ich konzentriere mich auf Sie.« Zähneknirschend zahlt sie die 80 Euro. Ich fahre sie zum Bahnhof, sie dankt mir, doch ich ärgere mich noch immer: Ich opfere meinen Sonntag, gekrümmt und wimmernd vor Schmerzen besteigt die Dame mein Auto, am Ende ist sie schmerzfrei und beklagt sich dann über das bei uns übliche Honorar für die zweite Heilsitzung! Ich habe nie wieder etwas von ihr gehört. Ich denke, ich hätte auch nicht noch einmal mit ihr gearbeitet.

Diese Begebenheit liegt einige Zeit zurück. Heute hätte mich diese Frau weder verunsichert noch aus der Ruhe gebracht. Nach den vielen Jahren Geistigen Heilens habe ich zu einer Sicherheit, einer Klarheit gefunden, die kaum jemand ins Wanken bringt. Zu meiner Freude wachsen auch meine Schüler in diese Haltung hinein. Wo sie auftauchen, überzeugen sie durch ihre sichere, selbstbewusste Ausstrahlung. Sie müssen sich nicht darstellen wie erfolgsgewohnte Schauspieler, ihre Wirkung beruht auf einem natürlichen, unaufgeregten Selbstvertrauen.

Noch einmal zurück zu den Heilertagen, die jedes Jahr im September stattfinden. Wir organisieren sie mittlerweile selbst und haben damit die besten Erfahrungen gemacht. 2009 übernahm Pfarrer Fliege die Schirmherrschaft. Hier ein kurzer Ausschnitt aus seiner Begrüßungsrede: »Wo andere eine Krise sehen, sehen wir die Chance, dass das Leben uns zwingt, unser Verhalten zu ändern. Das tut es auf allen Ebenen. Und das Paradigma der neuen Zeit, des wirklichen New Age, das als spirituelle Bewegung der politischen und ökonomischen Bewegung 40 Jahre voraus war, heißt: Do ut Des! Leben in Kommunikation und Leben im Respekt gegenseitiger Interdependenz und Verantwortung.«

Ich sah mit Freude, wie wohl sich die Besucher in unserem von Bäumen umfriedeten Park fühlten. Fröhliche, wissenshungrige und staunende Menschen – es waren um die 2.500 – schlenderten von einem Stand zum anderen, um sich über die verschiedenen Heilmethoden zu informieren, manche betraten das am jeweiligen Stand aufgebaute Zelt und ließen sich eine Heilsitzung geben. Viele blieben unter unserer gigantischen Rotbuche stehen, plauderten und tauschten Erfahrungen aus. Auch das Interesse an den Vorträgen in den Räumen unserer Klinik war enorm.

2010 strömten noch mehr Menschen aus der näheren Umgebung, aber auch von weither zu unseren Heilertagen. Zahlreiche Gäste nutzten die 80 kostenlos angebotenen Vorträge und Workshops und ließen sich von den Mitwirkenden – diesmal waren es 100 – die jeweiligen Heilmethoden erläutern, informierten sich über Institutionen wie die Stiftung Auswege, die vielfältige therapeutische Hilfen für chronisch kranke Kinder anbietet, oder stellten Fragen zur »IVH«, der renommierten »Internationalen Vermittlungsstelle für herausragende Heiler«, bei der wir mittlerweile gelistet sind. Besonders groß war der Andrang bei den Vorträgen der verschiedenen Referenten, kontrovers und lebhaft die anschließenden Diskussionen.

Unter den zahlreichen Referenten befand sich auch die Traunsteiner Internistin Dr. med. Cordula Schaarschmidt, die bei uns die Ausbildung als Geistige Heilerin absolviert hat und die über Schulmedizin und Geistheilung als zwei sich ergänzende Partner sprach. Die Münchner Heilpraktikerin und klassische Homöopathin Annette Gissing referierte über die Chancen und die Grenzen der Homöopathie und Geistheilung. Die Physiotherapeutin und Heilpraktikerin Christiane Schönbeck beeindruckte mit ihrer Fachkenntnis über die Auswirkungen eines verschobenen Atlas, den obersten Halswirbel. Der Sozialpädagoge und Buchautor Frank Gaschler sprach über gewaltfreie Kommunikation. Sabine Bundschu zeigte in ihrem TaKeTiNa Workshop, wie man die Kunst erlernt, sich selbst zu finden, indem man das Loslassen übt. Die bekannte Sängerin und Heilerin Sabine van Baaren trat mit ihren berührenden Seelengesängen auf. Ich selbst hielt einen Vortrag über das Thema:»Geistiges Heilen, kann das jeder lernen?« Ich sprach über das Recht jedes Menschen auf Gesundheit und schöpferische Entfaltung.

Zum Rahmenprogramm gehörte auch das wundervolle Ensemble der Stelzenläufer mit der exotischen Fauntasie: In schillernden Kostümen spazierten Faun und Nymphe auf hohen Stelzen über das Parkgelände und entführten die Besucher mit ihren gesungenen und erzählten Geschichten in märchenhafte Traumwelten. Und selbstverständlich war bei uns auch für kulinarische, biologische Genüsse gesorgt, für Getränke, vegetarische Speisen, köstliche Crepes, selbst gebackene Kuchen und mehr.

Wenn ich meinen Blick über dieses friedliche, angeregte und von Wissensdurst beseelte Treiben schweifen lasse, spüre ich, wie frei und zugleich geborgen sich die Besucher in unserem Park fühlen. Amüsiert beobachte ich, wie die Kinder quietschend auf der riesigen Hüpfburg auf und ab springen, freue mich über meine Tochter Anya, die die Hüpfburg betreut und an ihrem Stand hochkonzentriert die gespannten Gesichter der Kinder schminkt. Als strahlende Prinzessinnen, kecke Katzen oder schaurige Piraten springen sie davon und zeigen sich stolz bei ihren Eltern.

In solchen Augenblicken habe ich das Gefühl, dieser Ort wolle mir etwas mitteilen: Du hast das Richtige getan. Du bist deiner Intuition gefolgt und hast dich damit auf einen Weg der Wunder begeben.

Die Gründung von San Esprit ist wie eine Sternstunde – eine jener außergewöhnlichen und auch folgenreichen Momente oder auch Stunden, die selten sind im Leben eines Menschen: ein schicksalhafter Wendepunkt, der die Zukunft des Einzelnen nachhaltig verändert. Danach ist vieles, was vorher war, nur noch Hintergrund oder bloß Erinnerung und die Gegenwart ist eine andere.

Das Geistige Heilen und die Ausbildung zahlreicher Schüler zu engagierten Heilern hat das Leben vieler Menschen zum Guten verändert. Im Zentrum San Esprit werden wir vom Wissen um die Gnade – amazinGRACE – geleitet und was uns trägt, ist das Vertrauen in uns selbst und in die Kräfte des Geistigen Heilens, die als Schatz in uns Menschen verborgen sind.

Ich kann mich noch lebhaft an die Anfänge erinnern. Etwas in mir wusste, dass ich diesen Weg gehen werde. Und diese Stimme hat nie wieder geschwiegen. Ich fühlte mich zum zweiten Mal in meinem Leben »gerufen«. Den ersten Ruf verspürte ich, bevor ich mich auf die sehr lange Reise der Selbstfindung im Yoga, in der Meditation und bei meinen Meistern begab. Als ich dann mit der unbegreiflichen Heilkraft in Berührung kam und von den fürchterlichen Auswirkungen meines Autounfalls erlöst war, wurde mir bewusst, das noch etwas

»Wundervolles« in mir wartet, um sich zu manifestieren. Und je mehr ich mit den Wundern arbeite, umso fester meine Überzeugung: Sich vollständig des Reichtums bewusst zu werden, den man in sich trägt, bedeutet, das Erbe des Himmels ganz und gar anzunehmen.

Meine Arbeit befreit mich von jeglicher Sorge, sie erfüllt mich mit unbändiger Kraft und Lebensfreude.

Dass ich die Befähigung zu heilen, Wunder zu wirken, weitergeben kann und darf, ist eine grandiose Steigerung dessen, was ich tagtäglich an Heilungen erlebe. Mir kommt es vor, als ob sich meine vielen täglichen Arbeiten mit den Heilungssuchenden zu einem warmen Regenschauer zusammengetan haben, um zu einem spontanen, lebhaften Flüsschen voller Bedeutung zu werden.

Ich wünsche mir für die Zukunft, dass dieser Fluss zu einem mächtigen Strom anwächst, der alles Leid einfach auflöst und wegschwemmt, um dann in der Weite des großen, türkisfarbenen Meeres zu münden: ein Sinnbild der Freiheit und der Schöpfung, Ursprung allen Lebens.

Unser wahres Zuhause in Gott.

Nachwort

Liebe Annette, Dir diese Zeilen als Nachwort schreiben zu können, erfüllt mich mit großer Freude. Du hast mir so wunderbar geholfen. In den 60ger und 70ger Jahren war ich ja Eure Hausärztin. Du nanntest mich »Tante Doktor!« und hattest zu mir ein ganz besonderes Vertrauen gefasst. Du besuchtest mich in Abständen in den langen Jahren immer wieder, zeigtest mir deine kleine Tochter als Baby. Der rote Faden blieb bis heute bestehen.

Wie du ja weißt, arbeite ich seit 1956 als Homöopathin und seit 1962 als Akupunkteurin noch bis heute, im kleinen Umfang, in der eigenen Praxis. Während dieser Zeit besuchte ich Fortbildungen. Homöopathie und Akupunktur sind beide energetische Methoden, die ganz individuell auf den Kranken ausgerichtet sind, sie erfassen ihn sowohl psychisch als auch physisch.

Als du nun 2011 vor meiner Tür standest, hörte ich dich sagen: »Ich will meine Tante Doktor sehen!« Ich freute mich riesig. Vorher hatte ich durch eine Schülerin von dir erfahren, dass du als Geistheilerin arbeitest und die Klinik San Esprit gegründet hattest.

Du fragtest mich auch, ob ich Beschwerden hätte, was ich bejahte. Du botest mir an, mich zu behandeln. Ich hatte mich noch nicht mit Geistheilung beschäftigt, dachte mir aber: warum soll ich mich nicht einmal behandeln lassen, nachdem ich das in meinem Leben bei so vielen Patienten tat. So geschah es auch. Ich fühlte mich ganz leicht und eine große Ruhe kam über mich. Ich war entspannt. Ich bemerkte, wie die Energien in den Meridianen flossen, was ich dir auch mitteile. In der ersten Sitzung wurden mein Rücken und mein Darm behandelt. Es war das linke Iliosakralgelenk und der Akupunkturpunkt Blase 25 (Zustimmungspunkt für den Darm), beide Punkte liegen dicht nebeneinender und genau dort empfand ich meine Schmerzen. Nach der Sitzung waren meine Rückenschmerzen verschwunden, der Beckenschiefstand fast ausgeglichen, das linke, verkürzte und verkrampfte Bein gleichlang wie das rechte. Ich konnte mich sogar wieder auf den Rücken legen, was vorher nicht möglich war und mich mit Leichtigkeit um die eigene Körperachse drehen. Klinische Diagnosen: Spinalstenose bei einem von Natur aus sehr engen Wirbelkanal, Sigmadiverentose, häufige Diarrhöen. In der 2. Sitzung am folgenden Tag wurden wieder die gleichen Punkte, zusätzlich das linke Bein und besonders das linke Knie behandelt. Durch die Schwäche im linken Knie war ich schon oft gestolpert und hatte einige Stürze hinter mir. Ja, wenn man das 90. Lebensjahr erreicht hat und noch immer aktiv sein darf, kann man schon einige Beschwerden haben. Nach der Behandlung gehe ich wesentlich sicherer, auch auf unebenem Boden. Die Füße gehorchen mir wieder. Seit der 2. Sitzung habe ich keine Diarrhöen mehr und der Appetit kommt allmählich wieder. Ich hatte durch Appetitlosigkeit in den letzten Jahren 25 Pfund abgenommen. Nur das hässliche Rülpsen und das Gefühl, aufgepumpt zu sein, bestehen noch. Ich werde diese erfolgreichen Heilsitzungen bei Dir fortführen.

Seit deinen Behandlungen werde ich oft angesprochen, ich sähe so gut und entspannt aus. Irgendwie hat sich die Veränderung in meinem Gesicht wiedergespiegelt. Ich hatte in der Homöopathie und Akupunktur schon wundersame Heilungen gesehen. Nicht umsonst kommen einige Familien schon in der vierten Generation und alte Patienten zu mir. Aber ich war sprachlos über den Erfolg der Geistheilung, dazu in so hohem Alter und so kurzer Zeit. Ich habe den dringenden Wunsch mehr über die Geistheilung zu erfahren. Am liebsten würde ich mich, wenn ich noch jünger wäre, bei dir ausbilden lassen.

Abschließend möchte ich noch sagen, dass wir die Schulmedizin dringend brauchen, dass es ein Segen ist, dass wir sie haben, dass aber auch andere Methoden, die die Energien in unserem Körper wieder fließen lassen, ihre Berechtigung haben und zur Heilung, besser Ausheilung, führen. Zu diesen gehört unter anderem auch die Geistheilung. Je nach Diagnose und dem Zustand des Patienten wird man diese Therapie mit der Schulmedizin, oder auch alleine ansetzen. Es ist auf jeden Fall eine Bereicherung der Behandlung, wie ich es durch Dich erfahren durfte.

Ich wünsche Dir weiterhin ein so begnadetes Schalten und Walten zum Segen Deiner Patienten.

In diesem Sinne grüßt Dich, »liebe kleine Annette«
Deine »alte Tante Doktor«

Kelkheim-Münster, 16. Juli 2011
Dr. med. Marianne Zylla

amazinGRACE Kontaktadressen

Herbert Kuhrn
Ortsstrasse 67, A-3522 Loiwein
Herbert.kuhrn@aon.at
Tel.: 0043/6767287017

Sonja u. Simon
Wunderlin
Hauptstr. 29, CH-4317 Wegenstetten
sw4physio@bluewin.ch
Tel.: 0049 618 711 078

Siegfried Taubert
Schützenstraße 18, 06712 Zeitz
siegfried_taubert@t-online.de
Tel.: 03441/766032

Annette Bokpe
Yorkstr. 19, 10965 Berlin
info@annette-bokpe.de
Tel.: 0172/3233270

Heike Schütt
Waldstr. 4, 19294 Liepe
schmidt-schuett@t online.de
Tel.: 03875/521109

Heidemarie Schöler
Clausthaler Weg 36, 30419 Hannover
Tel.: 0511/2194529

Lorenz Graf
Rohrwiesenstr. 2, 72585 Riederich
lorenz.graf@gmx.de
Tel.: 07123/360815

Zita in der Praxis für Naturheilkunde
Freiburger Platz 5, 80686 München
info@san-esprit.de
Tel.: 0157/83044773

Britt-Inger Nordmark
Gertrud-Kückelmann-Weg 20, 81739 München
bnordmark@onlinehome.de
Tel.: 089/675371 oder 0160/94 17 64 18

Silvia Stumpfhauser
Zugspitzweg 28 A, 82538 Geretsried
silvia.stumpfhauser@gmx.de
Tel.: 08171/52180

Christiane Schönebeck
Praxis für Komplementärmedizin
Münchner Str. 3, 83022 Rosenheim
schoenebeck.christiane@arcor.de
www.praxisschönebeck.de
Tel.: 08031/2207064

Katja Shumanski
Amsel Str. 17, 83102 Rohrdorf
Tel.: 0179/1096124

Angelika Westner
Schweizerberg 3, 83104 Tuntenhausen
angelika-westner@gmx.de
www.heilpraxis-angelika.de
Tel.: 08067/881970, Fax: 08067/881971

Kathrin Schinke
Praxis für komplementäre Heilweisen
Rosenheimer Str. 35, 83135 Schechen
info@heilpraxis-schinke.de
www.heilpraxis-schinke.de
Tel.: 0176/23318167

Sanare
Koch & Schmidt
Praxis für komplementäre Heilweisen
Raschenbergstraße 15, 83317 Oberteisendorf
sanare.heilen@t-online.de
Tel.: 08666/928079

Dr. med. Cordula Schaarschmidt
83346 Bergen
cordula.schaarschmidt@t-online.de
Tel.: 0151/53955233

Gabriele Günthör
Praxis für komplementäre Heilweisen
für Mensch und Tier
Grössinger Ring 12, 83361 Kienberg
gabriele-guenthoer@t-online.de
Tel.: 08628/986878

Hans-Jürgen Heigl
Buch 25, 83569 Vogtarcuth
hajue.heigl@t-online.de
Tel.: 08038/699411

Stefanie Huber
Sporer 1, 83737 Irschenberg
Sporer-steffi@gmx.de
Tel.: 08062/2605

Edeltraud Schmidl
Sudetenstr. 2, 85051 Ingolstadt
edeltraud.schmidl@web.de
Tel.: 0841/1398925

Renate Wohlschläger
Hans-Stießberger-Str. 2 d, 85540 Haar
Tel.: 089/468878

Frank und Gundi Gaschler
Miraculum Vitae
Lindenstr. 9, 85664 Hohenlinden
gundi@giraffentraum.de
frank@giraffentraum.de
Tel.: 0179/6998698

Sabine Meissner
Mental Healing
Praxis für Geistiges Heilen
Bürgermeister-Rusch-Str. 16, 86609 Donauwörth
info@mental-healing-praxis.de
Tel.: 09067006841 oder 017661673038

Ingrid Berger
Kapellenweg 6, 87733 Markt Rettenbach
Tel.: 08392/390

VIVIDA
heil werden – heil sein
Ingrid-Anna Wilfling
Schronfeld 83, 91054 Erlangen
ingridwilfling@googlemail.com
Tel.: 0175/5747795

Sandy von Waaden
feel good studio
Baunacher Str. 17, 96149 Breitengüßbach
alexandravonwaaden@web.de
http://www.feelgood-studio.de
Tel.: 09544/987842

Tanja Frey
Mentaltraining und Energiearbeit
Lindacher Ring 26, 96179 Rattelsdorf
Energiearbeit.Frey@gmx.de
Tel.: 09547/871431 oder 0171/8966474